Zoltan Toth

Die Vorstellungswelt der Blinden

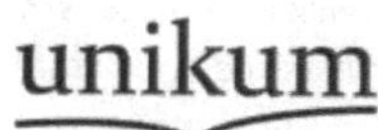

Zoltan Toth

Die Vorstellungswelt der Blinden

ISBN/EAN: 9783845723037
Erscheinungsjahr: 2012
Erscheinungsort: Bremen, Deutschland

www.unikum-verlag.de | office@unikum-verlag.de

Zoltan Toth

Die Vorstellungswelt der Blinden

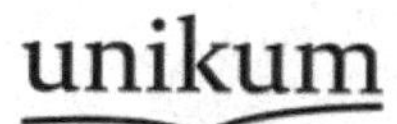

DIE VORSTELLUNGSWELT DER BLINDEN

Von

Dr. ZOLTÁN TÓTH
Direktor der Heilpädagogischen Hochschule Budapest

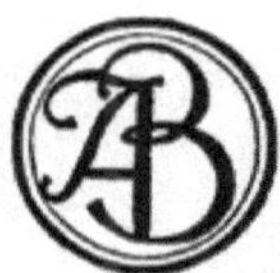

VERLAG VON JOHANN AMBROSIUS BARTH
LEIPZIG 1930

Geleitwort

Über die Sinnesempfindungen als sinnliche Erkenntniselemente gibt uns die allgemeine Psychologie bereits weitgehenden Aufschluß und die sich allmählich entwickelnde „Blindenpsychologie" wandte sich in erster Linie diesem Gebiete zu, um die durch den Gesichtsverlust bedingten Abweichungen und Besonderheiten festzustellen. Namentlich die Untersuchungen über die Tast- und Gehörempfindungen — für den gesichtslosen Menschen von besonderer Bedeutung — lieferten manche für die Erziehung Blinder praktisch zu verwertende Ergebnisse.

Weit dürftiger sind solche Forschungsergebnisse auf dem Gebiete der Wahrnehmung und der Vorstellungen Gesichtsloser, obwohl gerade hier das Wesentliche der Blindenpsyche zu suchen ist, da sich hier nicht nur der Ausfall der Gesichtsempfindungen besonders auswirkt, sondern die noch möglichen Empfindungen und Empfindungskomplexe sich im höheren psychischen Prozeß ganz eigenartig gestalten. Untersuchungen über die Vorstellungswelt der Blinden begegnen daher dem Interesse des Psychologen wie des Pädagogen, weil besonders Letzterer Art und Umfang der beim blinden Kinde vorhandenen Vorstellungen kennen muß, ehe er, auf dieser Grundlage aufbauend, seine Unterrichts- und Erziehungsarbeit erfolgreich aufnehmen kann.

In der vorliegenden Arbeit setzt sich Dr. T. das Ziel, die Abweichungen und Mängel aufzuweisen, welche das Gebrechen der Blindheit für das Seelenleben mit sich bringt, um die gewonnenen Erkenntnisse für die Blindenpädagogik praktisch auszuwerten. Von den Erscheinungen des Seelenlebens des vollsinnigen Kindes und Menschen als Norm ausgehend, untersucht Dr. T. Erwerbung, Entwicklung, Qualität und Quantität der Vorstellungen beim normalen Blinden. Als solchen betrachtet er richtiger Weise nur den Geburtsblinden, beziehungsweise die vor dem 5. Lebensjahre Erblindeten, bei denen die bereits erworbenen Gesichtsvorstellungselemente auf die weitere Entwicklung der Vorstellungen einen geistigen Einfluß nicht mehr ausüben. Anders gestaltet sich diese Entwicklung bei zwei weiteren Blindengruppen, den vom 5. bis 15. Lebensjahr und den nach dem 15. Lebensjahr Erblindeten.

Dr. T. zieht alle Grundvorstellungen, welche diese drei Gruppen in verschiedenartiger Bildung aufweisen, in den Kreis seiner Betrachtungen, so jene aus Tast- und Gehörempfindungen entstehenden Raumvorstellungen hinsichtlich von Richtung, Entfernung, Größe, Form und Bewegung der Objekte, dann die Vorstellungen zur Erkennung verschiedener Gefühlszustände und des Lebensalters von Personen und schließlich die Vorstellungsanalogien über Sehen, Licht und Farbe. Neben die bereits bekannten Ergebnisse stellt er jene seiner eigenen Untersuchungen, die er nach der Frage-, Reizwort- und Darstellungsmethode vornahm. Finden sich bereits in den Äußerungen der Blinden verschiedenen Alters höchst interessante Angaben, so sind die eigenen Untersuchungen von ganz besonderem Wert. Dr. T. läßt sich an den Feststellungen derselben nicht genügen, sondern schließt daran sofort praktische Hinweise auf den Blindenunterricht, als dessen Ziel er ansieht, „nicht eine der Blindheit anzupassende Seelenwelt zu schaffen, sondern mit allen Mitteln dahin zu streben, den Seeleninhalt der Blinden mit normalen natürlichen Werten zu bereichern und dem der Sehenden näher zu bringen".

Die Arbeit von Dr. T. ist ganz im Sinne einer lebensnahen Psychologie durchgeführt und bedeutet eine ausschlaggebende Bereicherung unserer Blindenpsychologie und Pädagogik, so daß wir ihr Erscheinen in deutscher Sprache dankbar begrüßen.

Wien, im Mai 1930

Regierungsrat **K. Bürklen**

Vorwort

Da ich im Interesse des pädagogischen Schutzes der Blinden für nötig halte, daß die sog. heilend erziehende Richtung auch auf diesem Gebiete des Unterrichtes der Minderwertigen erstarke und bei der bereits dringend notwendigen Lehrplanrevision in naher Zukunft irgendwie auch praktisch zur Geltung gelange: unternahm ich es, die wichtigste Frage der intellektuellen Erziehung der Blinden, den, infolge Fehlens der Sehkraft, am meisten lückenhaften Vorstellungsinhalt einer Untersuchung zu unterziehen und derart der die Blinden heilend erziehenden Richtung entsprechende Argumente zu liefern.

Die verhältnismäßig sehr spärlichen psychologischen Arbeiten, auf die man sich auf diesem Gebiete beziehen kann, haben vornehmlich theoretisch-psychologischen Wert und liefern für die pädagogische Überlegung, wie auch für die heilend erziehende Arbeit keine entsprechende Daten.

Mein Bestreben ging demnach dahin, in meiner Arbeit für die heilende Erziehung der Blinden Probleme aufzustellen und den Beweis dafür zu erbringen, daß wir den heilpädagogischen Schutz der Blinden bei der gegenwärtigen Unterrichtsmethode nicht entsprechend zu dienen imstande sind. Dies wird nur so möglich sein, wenn wir bestrebt sein werden, die bei der heilend erziehenden Tätigkeit sich darbietenden und auch auf dem Gebiete des Seelenlebens stark hervortretenden Fehler, Unregelmäßigkeiten und Mangelhaftigkeiten zu verbessern.

Meine Arbeit betrachte ich selbst im Bezug auf die aufgeworfene Frage nicht als ein systematisch psychologisches Werk, jedenfalls aber kann ich sie als Wegweiser auffassen, in dessen Richtung weiterschreitend, wir den Unterschied zwischen dem Seelenleben der Blinden und dem der Sehenden aufdecken können, die Heilpädagogik des Seelenlebens der Blinden aber bis zur Schulbank auszubauen imstande sind.

Budapest, im April 1927

Der Verfasser

Inhaltsverzeichnis

Einleitung

Die praktische Bedeutung der Psychologie der Minderwertigen ist innerhalb des Gebietes der heilenden Erziehung eine viel unmittelbarere, als dies die Bedeutung der Psychologie der normalen Kinder auf den Gebieten der allgemeinen Erziehung und des Unterrichtes ist.

Für den mit Erziehung und Unterricht der normalen Kinder sich befassenden Pädagogen sind die seelischen Erscheinungen — im allgemeinen genommen — sich wiederholende Regelmäßigkeiten, welche den pädagogischen Überlegungen als einheitliche Grundlage dienen können. Demgegenüber üben die verschiedenen Mangelhaftigkeiten, wie Blindheit, Taubheit, Verkrüppelung, geistige und moralische Defekte, auf die Erscheinungen des Seelenlebens des minderwertigen Individuums nicht bloß je nach dem Gebiet der Mangelhaftigkeit abgesondert, sondern innerhalb der einzelnen Gebiete auch einen individuell variierenden Einfluß aus.

Die Psychologie der Minderwertigen kann — als forschende und angewandte Wissenschaft — keine andere sein, als jene, die die Abweichungen und Unregelmäßigkeiten des Seelenlebens in Verbindung mit den wahrscheinlichsten Krankheitsursachen in ihrem Verhältnisse zum Normalen zu erkennen trachtet.

Bei der Untersuchung des Seelenlebens der Minderwertigen müssen daher die auf die seelischen Erscheinungen der normalen Kinder und der Erwachsenen bezüglichen Forschungsergebnisse, als Normen, unbedingt in Betracht gezogen werden.

Ich halte jenen Standpunkt für verfehlt, welcher das Vorhandensein einer eigenen und von allem anderen unabhängigen Psychologie der Minderwertigen zu beweisen bestrebt ist. Wenn wir nämlich unsere Beobachtungen und Untersuchungen vom Gesichtspunkte einer separaten Psychologie der Minderwertigen anstellen, kann dieser Ausgangspunkt die Quelle vieler unrichtigen Folgerungen sein. Aus diesem irrigen Standpunkte kann z. B.

jene Tatsache erklärt werden, daß die mit der Psychologie der Minderwertigen sich Befassenden häufig genug auch solche Seelenerscheinungen als Folgen der Minderwertigkeit auffassen, die auch bei Normalen zu beobachten sind, oder aber auch auf den verschiedenen Gebieten der Mangelhaftigkeiten gefunden werden können.

Wenn wir wünschen, daß in den Resultaten unserer Untersuchungen von den auf die Entwicklung und die Erscheinungen des Seelenlebens des minderwertigen Kindes und Erwachsenen einwirkenden äußeren und inneren Faktoren die Wirkungen nicht bloß der Normalen, sondern auch der Nichtnormalen zweckentsprechend zu beobachten sein sollen, müssen wir schon vor Inangriffnahme der Forschung einen solchen Standpunkt einnehmen, welcher eine zweckmäßige Absonderung der auf die Entwicklung des Seelenlebens einwirkenden normalen und nichtnormalen Wirkungen ermöglicht. Von diesem Gesichtspunkte aus halte ich jenen Standpunkt, welcher die Möglichkeit einer selbständigen Psychologie der Minderwertigen verkündet, weder für zweckmäßig, noch für richtig. Anstatt dessen halte ich es im Interesse der Erkenntnis des wirklichen Wertes des Seeleninhaltes und des ganzen Seelenlebens, als auch im Interesse der Entwicklung der heilpädagogischen Praxis für nötig, daß die Entwicklung des Seelenlebens des normalen und des minderwertigen Kindes und die zwischen den verschiedenen Seelenzuständen beider vorhandenen Gleichförmigkeiten, Ähnlichkeiten und Unterschiede gleichlaufend einer Untersuchung unterzogen werden sollen. Entsprechend diesem Standpunkte kann die Psychologie der Minderwertigen nichts anderes sein, als eine, die seelischen Unterschiede erforschende angewandte Wissenschaft, die die Abweichungen, Fehler, Unregelmäßigkeiten, mangelhaften und krankhaften Zustände des Seelenlebens in Verbindung mit den wahrscheinlichsten Krankheitsursachen schildern will.

Wenn wir daher in irgendeiner Gruppe der Minderwertigen, resp. auf irgendeinem Gebiete der Minderwertigkeiten psychologische Forschungen vornehmen, dürfen wir uns nicht mit jener sehr dehnbaren und einseitigen Ansicht begnügen, daß wir z. B. die Seelenerscheinungen der abgesonderten Gruppen der Blinden, Taubstummen, geistig Minderwertigen oder aber ausschließlich jene der sittlich Minderwertigen erforschen, sondern wir müssen ständig auch an die Tatsache denken, daß z. B. auf dem Minderwertigkeitsgebiete der Blinden auch mit Gehörfehler behaftete Blinde, blinde Taubstumme, geistig minderwertige Blinde, an Geruchmangel leidende Blinde usw. vorhanden sind, und daß die beobachteten oder experimentell festgestellten Seelenerscheinungen außer durch die Blindheit auch durch die anderen Mangelhaftigkeiten beeinflußt werden. Das gleichzeitige Vorhandensein von mehreren, die Entwicklung des Seelenlebens beeinflussenden Krankheiten kann auch bei den anderen Gruppen der Minderwertigen wahrgenommen werden.

Dieses gemeinsame Erscheinen und vereinte Geltendwerden der auf das Seelenleben einwirkenden Erscheinungen, Zustände und Krankheitsursachen mahnt, den die Psychologie der Minderwertigen Betreibenden zur Vorsicht und macht es ihm zur höchsten Aufgabe, daß er die auf die Erscheinungen des Seelenlebens bezüglichen Auswirkungen der Blindheit, Taubheit, sowie der verschiedenen Mängel des Geistes und der Moral einzeln und in ihrem gemeinsamen Zurgeltunggelangen erkenne.

Diese Erkenntnis ist deshalb notwendig, weil die theoretische und praktische Entwicklung der heilenden Erziehung ohne derartige Kenntnis der Unterschiede des Seelenlebens nicht gesichert werden kann. Die Erkenntnis der Seelenerscheinungen der Minderwertigen ist demnach nicht bloß vom Gesichtspunkte der Entwicklung der wissenschaftlichen Forschung, sondern auch im Interesse der Entwicklung der heilpädagogischen Praxis notwendig.

Das eine Ziel der Heilpädagogik ist nämlich, mit Hilfe der speziellen Mittel des Unterrichtes die Kenntnisse der Minderwertigen nach Möglichkeit auf das normale Wertniveau zu heben. Diesem Ziele kann nur erfolgreich gedient werden, wenn wir nach Erkennung der körperlichen und seelischen Minderwertigkeiten, Unregelmäßigkeiten und krankhaften Zustände die minderwertigen Kinder mit den Mitteln der heilenden Erziehung und mit angepaßten Erziehungsmethoden zum systematischen Unterricht vorbereiten. Diese Vorbereitung besteht darin, daß wir die vom Normalen abweichenden Unterschiede, Unregelmäßigkeiten, Mangelhaftigkeiten und krankhaften Zustände des Seelenlebens des minderwertigen Kindes zu den normalen Werten emporzuheben trachten. Das unmittelbare Ziel der heilenden Erziehung ist demnach nicht der Unterricht der Minderwertigen, sondern die Besserung der körperlichen und seelischen Werte und die Entwicklung derselben

1*

gegen den normalen Wert hin. Dieses Ziel muß die Heilpädagogik durch richtige Diagnose und Anwendung einer zweckmäßig ausgebauten heilpädagogischen Therapie zu erlangen trachten.

Auf dem Gebiete der heilenden Erziehung der Blinden kann die Erforschung der Seelenerscheinungen der Blinden sich auch heute noch nicht auf solche Resultate berufen, welche für die heilend erzieherische Tätigkeit eine, auf alle Erscheinungen des Seelenlebens sich erstreckende Wertung und Tatsachen liefern würden. Dies ist die Ursache, daß eine wirkliche Heilpädagogik auf diesem Gebiete der Minderwertigenerziehung heute noch nicht vorhanden ist. Ein großer Teil der Fachmänner kann selbst hinsichtlich der als Ausgangsbasis dienenden Richtungsprinzipien nicht zur Einigung gelangen. Die Folge davon ist, daß wir uns auf dem Forschungsgebiete des Seelenlebens der Blinden weder auf einheitlich ausgebildete Richtungsprinzipien, noch auf ein zweckmäßig gewähltes Beobachtungs- oder Experimentalsystem stützen können; für die heilende Erziehung des Seelenlebens der Blinden aber wird heute weder lehrplanmäßig, noch durch eine dem Unterrichte parellele Zielsetzung Sorge getragen.

Beim Verfassen meines Werkes steckte ich mir das Ziel, daß ich die Beobachtung und experimentelle Erforschung der Vorstellungen der Blinden laut oben angedeutetem Gedankengang vornehmen werde. Vorerst möchte ich die zwischen der Erwerbung, Entwicklung, Qualität und Quantität der Vorstellungen der normal Sehenden und normal Blinden vorhandenen Unterschiede feststellen, dann aber beabsichtige ich, im Interesse der Entwicklung der heilenden Erziehungspraxis, die Möglichkeiten der Vorstellungsbildung der Sehenden und Blinden, mit dem Maßstabe des Erkennens und Wiedererkennens gemessen, zu vergleichen. Gleichzeitig möchte ich auf dem Gebiete der Seelenerscheinungen einige Tatsachen feststellen, die auch die sog. heilende Erziehung zur Erkenntnis und dann auch zur Lösung ihrer eigenartigen Aufgaben leiten können.

Bevor ich aber mit der ausführlichen Besprechung beginne, halte ich für nötig, die Blindheit als einen physischen Defekt vom Gesichtspunkte seiner Einwirkung auf die Entwicklungen des Seelenlebens zweckmäßig zu werten.

Bei Erörterung dieser Frage muß ich eine Tatsache besonders betonen, die ein schwerwiegender Fehler der heutigen heilpädagogischen Denkweise ist. Die Blindheit wird nämlich analog dem

Gedankengange der ärztlichen Wissenschaft, auch seitens der auf dem Gebiete der Heilpädagogik Wirkenden bloß als Folgezustand betrachtet und so auch für die heilpädagogische Praxis für einen abgeschlossenen Zustand angesehen. Dies ist der Grund, daß man die Blindheitsfälle bloß als abgeschlossene Folgen verschiedener Krankheitsursachen wertet, welcher Folgezustand für sie nichts anderes bedeutet, als einen nichtsehenden Menschen, demgegenüber es die Aufgabe der Heilpädagogik ist, daß sie ihn mit Zuhilfenahme des Tastgefühles schreiben, lesen, auf der plastischen Erdkarte sich orientieren, auf der für Blinde konstruierten Rechenmaschine rechnen usw. lehre. Laut dieser irrigen Auffassung ist die Blindheit ein Zustand, an dem der Blindenunterricht mit seinen Mitteln und Methoden sich bloß anzupassen hat und so ist, laut dieser Auffassung, die heilende Erziehung der Blinden nichts anderes als die der Tatsache der Blindheit sich anpassende Unterrichtstechnik. Darum halte ich es für einen großen Fehler, wenn der Heilpädagoge die Blindheit bloß als einen Folgezustand betrachtet. Die unten folgenden Resultate bestätigen nämlich, daß für die auf diesem Gebiete der Heilpädagogik psychologische Untersuchungen vornehmenden, wie auch für die sich mit Theorie und Praxis der heilenden Erziehung befassenden Fachmänner die Blindheit eine ebensolche Krankheitsursache ist, wie es die Blindheit verursachende Gonorrhoe, Trachom, Blattern, Lues usw. für den Arzt sind.

Mit der Erforschung des Seelenlebens der Blinden können wir daher mit der sicheren Hoffnung einer ergebnisvollen Arbeit nur dann beginnen, wenn wir bei dieser Forschungsarbeit die Blindheit nicht als Folgezustand betrachten. Im Gegenteil: wir bestreben uns, in dieser physischen Mangelhaftigkeit die Ursache der auf dem Gebiete der körperlichen und seelischen Erscheinungen wahrnehmbaren Unterschiede, Unregelmäßigkeiten und Minderwertigkeiten zu erkennen.

Nach alldem ist die erste Frage, welche modifizierende Wirkung übt die Blindheit, als ausschließlich physische Mangelhaftigkeit, auf die Entwicklung des Seelenlebens des geistig und auch sonst gesunden Kindes aus?

Auch in meinen Erörterungen will ich diesen Gedankengang verwerten und im Zusammenhang mit meinen Beobachtungen, sowie meinen Experimenten will ich Antwort auf die Frage geben, welchen Einfluß die Blindheit, als physische Mangelhaftigkeit, auf die Ausbildung der Vorstellungen und auf die Entwicklung des Vorstellungsinhaltes der Blinden ausübt und ob der blinde Mensch wohl imstande ist seine vorhandenen Vorstellungen zum Erreichen der Lebensziele zweckmäßig und nützlich zu verwerten?

Mittels der aus diesen Beobachtungen und Versuchen zu gewinnenden Daten wünsche ich mit Nachdruck die Tatsache zu bestätigen, daß die heilende Erziehung, d. h. die Heilpädagogie, nicht bloß die Pädagogik der mit geistiger Minderwertigkeit behafteten Kinder ist, sondern ohne Rücksicht auf die sog. Hauptminderwertigkeiten, im allgemeinen die Pädagogik aller jener ist, welche mit Fehlern und Anomalien des Körpers, des Geistes und der Moral behaftet sind. Demnach zum Teil auch die Pädagogik der Blinden.

Ich werde hier die Erscheinungen der Vorstellungsgestaltung besprechen und werde mich bestreben eine Antwort darauf zu geben, welchen Wert die Vorstellungen der Blinden vom Gesichtspunkte des Erkennens und des Wiedererkennens repräsentieren und bis zu welchem Grade sie auf dem Gebiete der Erziehung, sowie auch im Leben verwertet werden können?

Die Entwicklungspriorität der Zusammenhänge der Vorstellungen und der lebenden Sprache und der große Wert dieses Zusammenhanges vom Gesichtspunkte des menschlichen Lebens bestimmt mich, dem Gange der natürlichen Entwicklung zu folgen und mich in dieser Schrift mit den nötigen Fragen in dieser Reihenfolge zu befassen:

I. Welchen Wert repräsentieren die durch die Sinnesorgane vermittelten Verbindungen der Seele mit der Außenwelt vom Gesichtspunkte der Vorstellungsbildung und Vorstellungsverwertung?

II. Auf welche Art verbindet sich der Seeleninhalt mit der lebenden Sprache?

III. In welchem Verhältnis stehen zueinander Seeleninhalt und Sprache des blinden Kindes in den verschiedenen Phasen der Entwicklung? Kann die Blindheit als physische Mangelhaftigkeit in der Entwicklung der wechselseitigen Verbindung der Sprache und des Seeleninhaltes ein Hindernis bedeuten und in welchem Maße? Greift die Blindheit die Geistesfähigkeit des Individuums an, oder verhindert sie etwa die Entwicklungsmöglichkeiten des Vorstellungsinhaltes?

IV. Können wir vom Gesichtspunkte der psychologischen Beobachtungen und Experimente, die Blinden als eine einheitliche Minderwertigkeitsgruppe betrachten, oder aber ist es notwendig, zwischen den einzelnen Gruppen der Blinden solche Unterscheidungen zu machen, bei denen auch die verschiedenen Grade der Blindheit, der Zeitpunkt der Erblindung und sonstige, auf die Entwicklung des Seelenlebens der Blinden einwirkenden Ursachen berücksichtigt werden können?

Nach vorangehender Besprechung dieser Fragen wird es zweckmäßig sein, sich mit den Vorstellungen

IV. a) der Blindgeborenen,

IV. b) der später Erblindeten

zu befassen.

V. Bei der Vorstellungsbildungstätigkeit müssen wir auch in Sachen der Verwertung resp. Anwendung der analogen Vorstellungen Stellung nehmen. Auf dem Gebiete der heilenden Erziehung der Blinden und noch häufiger in Gesellschaft der erwachsenen Blinden ist die Ersetzung der Gesichtsvorstellungen durch solche in das Gebiet sonstiger Sinnesorgane gehörenden sog. analogen Vorstellungen eine sehr häufige Erscheinung.

I. Die Verbindungen zwischen der Außenwelt und dem Seelenleben

Beim Studium der Vorstellungsbildung müssen insbesondere jene Verbindungen in Betracht gezogen werden, welche es ermöglichen, daß wir von den Erscheinungen der Außenwelt Kenntnis erhalten und so unser Seelenleben mit den Ereignissen, Erscheinungen und sonstigen Einwirkungen der Außenwelt in ständigem Kontakt erhalten können. Die wichtigsten Organe dieser Verbindungen sind die Sinneswerkzeuge. Da aber die mit der Außenwelt herstellbaren sinnesorganischen Verbindungen hinsichtlich der Vorstellungsbildung nicht gleichwertig sind, ist es notwendig, diesen Verbindungswert der Sinnesorgane zweckentsprechend zu bestimmen.

Obwohl gegenwärtig in der Psychologie die aktive Stellungnahme des Menschen als Hauptfaktor der Vorstellungsbildung betrachtet und die Bedeutung der Rolle der Sinnesorgane bei dieser Seelentätigkeit herabgemindert wird, müssen wir dennoch, besonders im Anfangsstadium der Entwicklung, jene Verbindungen als entscheidend wichtig betrachten, welche das zur Aktivität noch nicht fähige oder noch minder taugliche Seelenleben für die Vorstellungsbildungstätigkeit vorbereiten. Diese aber sind die durch die Sinnesorgane bewerkstelligten und hinsichtlich der Vorstellungsbildung verschiedenwertigen sinnesorganischen Verbindungen. .

In den Anfangszuständen der Entwicklung der Vorstellungsbildung kann in erster Reihe nur von sinnesorganischen Wahrnehmungen und dem Sammeln von, die Grundlage unseres Seelenlebens bildenden, Vorstellungen die Rede sein; von den Möglichkeiten aktiver Stellungnahme aber können wir nur bei den höheren Entwicklungsgraden der Vorstellungen reden, wenn wir bereits über eine solche Anzahl von Vorstellungen verfügen, daß als Resultat dieser Entwicklung die Resonanz unseres Seeleninhaltes die neuere Vorstellungbildungstätigkeit immer mehr und mehr sichert. Auf diese Entwicklung übt der physische und physiologische Zustand der Sinnesorgane, sowie auch der verschiedene Wert unseres Auffassungsvermögens wesentlichen Einfluß aus.

Die Abnahme oder der gänzliche Mangel der Funktionsfähigkeit der Sinneswerkzeuge beeinflußt daher die Möglichkeiten der normalen Vorstellungsbildung ungünstig. Diese Tatsache wird auch durch die mit den Fragen des Auffassungstypus sich befassenden psychologischen Untersuchungen bekräftigt, indem sie nachweisen, daß die Einschränkung der Funktionsfähigkeit oder Funktionsmöglichkeit der Sinnesorgane oder die Mangelhaftigkeit irgendeines Sinnesorganes nicht nur die Vorstellungsentwicklung einseitig und lückenhaft gestaltet, sondern auch die Einseitigkeit und Mangelhaftigkeit der Entwicklung des Auffassungstypus verursachen kann.

Jene Tatsache aber, daß wir den extremen Werten des Auffassungstypus besonders bei der Untersuchung minderwertiger Kinder oft begegnen, ferner daß z. B. unter den geistig minderwertigen Kindern die vom visualen Typus in der Mehrzahl gute Rechner sind: bestätigen es, daß Zustand und Funktion der Sinnesorgane bei der Erwägung der Verbindung zwischen Außenwelt und Seele einen sehr verschiedenen Wert repräsentiert.

Welche sind nun jene Faktoren, die bei der Vorstellungsbildung den Wert der Funktion der Sinnesorgane zweckmäßig und annähernd bestimmen?

Bei Lösung dieser Frage müssen wir zuerst die weitere sinnesorganische Verbindung mit der Außenwelt als solche betrachten, welche als hochwertige Bedingung der Vorstellungsentwicklung, bei der Wertung der einzelnen Sinnesorgane als Maßstab angenommen werden kann. Die ferne sinnesorganische Verbindung ist hauptsächlich dazu geeignet, im Anfangsstadium der Entwicklung, Richtung und Inhalt der Entwicklung des Seelenlebens zweckentsprechend oder unzweckmäßig zu beeinflussen. Die gelegentliche und aus der Ferne geschehende Wahrnehmung ist aber bloß die eine Bedingung der Vorstellungsentwicklung, denn neben der, durch die Fernverbindung gesicherten Wahrnehmung, sind auch Farbe, Form, Proportion, Dimension usw. wesentliche Bestandteile und Faktoren unserer vorstellungsbildenden Tätigkeit. Während nämlich die Wahrnehmung aus der Ferne zur Sicherung der sich oft wiederholenden Gelegentlichkeit notwendig ist, sind Farbe,

Form, Proportion, Dimension usw. als Grundvorstellungen der ferneren Erkennung sehr nützlich verwertbare Faktoren des Erkennens und Wiedererkennens.

Wir müssen daher Antwort darauf geben, inwiefern die drei Faktoren der Vorstellungsbildung, die gelegentliche und aus der Ferne geschehende Wahrnehmung, das Erkennen und Wiedererkennen, durch die Funktion der verschiedenen Sinnesorgane gesichert werden?

Die Funktion des Sehorganes sichert beide Faktoren der Vorstellungsbildung, die gelegentliche Wahrnehmung von der Ferne und gleichzeitig die Erkennung und das Wiedererkennen von Farbe, Form, Proportion, Dimension usw. Darum ist das Sehorgan hinsichtlich der Vorstellungsbildung von sämtlichen Sinnesorganen das wichtigste und wertvollste und zu seiner Ersetzung ist einzelweise keines der anderen Sinnesorgane geeignet.

Im Leben der Blinden ist demnach das Fehlen der Sehkraft hinsichtlich der Vorstellungsbildung ein schwerwiegender Mangel, da die Entwicklung ihres Seelenlebens durch die gelegentliche Wahrnehmung von der Ferne, wie auch durch die gelegentliche und schnelle Möglichkeit der Erkennung und des Wiedererkennens, nicht unterstützt wird. Der Verlust der Sehkraft verlangsamt daher stark die Vorstellungsentwicklung der Blinden und macht sie lückenhaft und einseitig. Von der gelegentlichen Entwicklung werden die Faktoren der Erkennung und des Wiedererkennens das Erkennen von Farbe, Form, Proportion, Dimension usw. stark vermindert, die gelegentliche Erneuerung der äußeren Eindrücke wird zum Schaden des erhaltenden Gedächtnisses wesentlich eingeschränkt.

Mit Hilfe des Gehörs können zwar auch die Blinden Reize in großer Zahl gelegentlich aus größerer Ferne wahrnehmen, diese Reize von der äußeren Welt, den Gegenständen, den Handlungen und anderen Erscheinungen, liefern aber bloß sehr einseitige und hinsichtlich des Erkennens und Wiedererkennens sehr unvollkommene Erkennungszeichen, Vorstellungselemente. Die Gehörsreize orientieren uns nicht hinsichtlich Farbe, Form, Proportion, Dimension usw. und eben diese sind die wertvollsten Faktoren der Vorstellungsbildung. Für das erhaltende Gedächtnis bieten zwar die Schallreize solche Vorstellungselemente, welche mit dem zu erkennenden Gegenstand oder einer Handlung in unserem Zusammenhang stehen, ihr kenntnisfördernder Wert steht aber hauptsächlich bloß mit dem Erkennen und Wiedererkennen des Schalles selbst in Verbindung.

Ähnlich verhält es sich mit dem Geruchsorgan. Die Gerüche und Düfte sind zwar auch schon von größerer Entfernung wahrnehmbar, aber auch diese Wahrnehmung bietet keine Möglichkeit, uns von dem, den Geruch oder Duft verbreitenden Gegenstand mittels des Geruchsreizes eine Vorstellung zu bilden. Von den Geruchsreizen können wir gleichfalls nur so viel sagen, wie von den Gehörsreizen, daß sie uns von den verschiedenen Gerüchen und Düften Kunde geben; sie fördern zwar die Bildung der Geruchsvorstellungen, über das Wesen des Gegenstandes und der Handlung berichten sie uns jedoch nicht. In diesem Sinne kommt das Geruchsorgan im Laufe unserer Vorstellungsbildungs-Tätigkeit in ähnlicher Weise wie das Gehörsorgan — jedoch mit einem viel geringeren Werte — zur Geltung.

Das Tastorgan liefert uns unzählige solche Reize, welche die Möglichkeit des Erkennens und Wiedererkennens auch für den nicht sehenden Menschen sichert. Die wichtigsten Zeichen der Gesichtsvorstellungen, die verschiedenen Variationen der Farben und Lichtwirkungen, können zwar bei der Vorstellungsbildungstätigkeit der Blinden nicht zur Geltung kommen, es bleibt jedoch auch für die Blinden ein solches, mittels des Tastgefühles faßbares Vorstellungselement erhalten, welches die Feststellung der gefühlten Gegenstände oder Erscheinungen sichert.

Vom Gesichtspunkte des praktischen Lebens ist bei der Vorstellungsbildung eben dies das Wesentlichste. Dies ist der Grund dafür, daß wir bei der Vorstellungbildungs-Tätigkeit dem Tastorgan vor dem Gehörsorgan den Vorzug geben müssen, resp. ersteres als wertvoller qualifizieren müssen. Da aber die gemeinsame Funktion dieser beiden Sinnesorgane, des Gehörs- und Tastorganes, die fernere Wahrnehmung und nähere Erkennung sichert, müssen wir vom Gesichtspunkte der Vorstellungsentwicklung der Blinden diese zwei Sinnesorgane in einem, voneinander untrennbaren Zusammenhang werten.

Das Geschmacksorgan vermittelt die Tast- und Geschmacksreize gleichzeitig und mit diesen zusammen kommen auch Geruchsreize zur Geltung. Im Laufe der Kenntniserwerbung kann daher das Geschmacksorgan vom Tast- und Geruchsorgan nicht getrennt werden und sein Wert wird außer der Mehrseitigkeit der Reize, besonders durch jenen Umstand bestimmt, daß es auch die Erkennung feinerer Reizwirkungen ermöglicht. Die gleichzeitige Einwirkung der durch das Gefühl, dem Geruch und dem Geschmack auf einmal erscheinenden Reizen kann bei der Vorstellungserwerbung der Blinden sehr nützlich verwertet werden, selbst auf solchen Gebieten, wo die gröberen Tastmöglichkeiten ein Resultat nicht mehr sichern.

Die Sinnesorgane können daher nach dem komplexen Zurgeltungkommen der Reize in drei Gruppen eingeteilt werden:

a) Gesicht, b) Gehör und Gefühl, c) Gefühl, Geschmack und Geruch.

II. Verbindung von Sprache und Seeleninhalt

„*Die Kinder denken bis zu ihrem, das 14. Lebensjahr überschreitenden Alter eher in Gegenstands- als in Wortvorstellungen. Unter der Wirkung des Schulunterrichtes tritt die Denkweise in Gegenstandsvorstellungen gegenüber der Denkart in Wörtern immer mehr in den Hintergrund.*" (Laut: **Experimental-Psychologie.**)

„*Die Wörter selbst werden meist bloß von der Beziehung auf ihre Bedeutung, jedoch nicht gleichzeitig auch vom wirklichen Auftauchen der ihnen entsprechenden Anschauungsbilder begleitet; Wörter und Gedanken decken sich nicht; wir können die Wörter aussprechen oder lesen, ohne daß wir ihre Bedeutungsvorstellungen anschaulich aneinander reihen würden. Auch sonst ist es eine naive Auffassung, als ob dem Worte eine umgrenzte, in sich geschlossene Vorstellung entsprechen würde. Hinter jedem einzelnen Worte kann sich eine unendliche Nüancenreihe von Vorstellungen und den mit ihnen zusammenhängenden Gefühlen verbergen. Jedem einzelnen Worte entspricht nicht eine einzige abgerundete Vorstellungseinheit, sondern ein ganzer Vorstellungskomplex, von dessen tausenderlei Momenten je nach dem Zusammenhang und Gefühlskolorit der Bewußtseinswellen einmal dieses, ein andermal das andere sich heraushebt, von den übrigen Momenten wie von einem Hofe umgeben.*" (Laut: **Allg. Psychologie.**)

Die bezüglich des Zusammenhanges des Wortes und des Vorstellungsinhaltes seitens zweier Gebiete der Psychologie verlautbarten und hier zitierten zwei Feststellungen nehmen scheinbar einen dermaßen entgegengesetzten Standpunkt ein, daß Überbrückung und Ausgleich der Gegensätze im ersten Moment fast unmöglich scheint. Dieser Gegensatz ist aber bloß ein scheinbarer, in dem der Experimental-Psychologe die Sprache und den Vorstellungsinhalt des Individuums an der Anfangslinie der Entwicklung betrachtet, der Allgemein-Psychologe dagegen seinen Standpunkt in bezug auf den ausgebildeten Vorstellungsinhalt und die Sprache des Menschen auseinandersetzt.

Da es bei der Erkennung der Vorstellungen der Blinden eine sehr wichtige Frage ist, in welchem Maße das Wort und die Sprache die Erneuerung des Vorstellungsinhaltes bedeutet und was der Unterschied ist zwischen einer Sprache, hinter deren Wörtern sich ein normal entwickelter Vorstellungsinhalt birgt, und einer solchen Sprache, wo sich bei zweckmäßigem Gebrauch der Wörter der Vorstellungsinhalt einseitig und mangelhaft entwickelte: ist es notwendig, die Sprache in Verbindung mit der gleichzeitigen Erneuerung der Vorstellungen einer Untersuchung zu unterziehen.

Die psychologischen Forschungen bestätigen es, daß im Verlaufe der Entwicklung das Kind anfangs Gegenstandsdenker ist, dann, gleichzeitig mit der Zunahme der Vorstellungen, richtet sich sein Denken auf Wörter, die immer größere und größere Komplexe bedeuten. In diesem Falle nimmt hinter den Wörtern bereits eine ganze Reihe von Vorstellungen Platz und darum kann sich auch die Bedeutung des Wortes nicht bloß auf eine Vorstellung, sondern auf eine ganze Reihe von Vorstellungen beziehen. Dies die Ursache, daß im Laufe der Entwicklung das Gegenstandsdenken von seiner, auf die Vorstellung bezüglichen Individualität immer mehr verliert und der Gedanke des sprechenden Menschen das hinter dem Worte befindliche Wesen des Vorstellungsinhaltes nur streift und nur bei bewußtem Hinlenken erneuert sich die hinter dem Wort stehende Bilderreihe.

Die beiden entgegengesetzt scheinenden Standpunkte können daher, auf der Entwicklungslinie betrachtet, in Einklang gebracht werden, denn in der Verbindung des Wortes oder der Sprache mit dem Vorstellungsinhalte besteht die natürliche Entwicklung darin, daß im Anfang die Ausbildung des Vorstellungsinhaltes von primärer, das Wort dagegen von sekundärer Bedeutung ist, auf der höheren Stufe der Entwicklung aber die Bedeutung, der Inhalt der Wörter sich immer mehr erweitert und so gegenüber den neuentstandenen Vorstellungen den Wörtern eine primäre Bedeutung zukommt.

Während wir es demnach auf der unteren Stufe für natürlich finden müssen, daß die Entwicklung der Sprache durch die Kenntniserwerbung unterstützt wird, wird auf der oberen Stufe durch die Kenntniserwerbung die Vermehrung des Inhaltes der Sprache und so die Erstarkung des mit der Sprache verbundenen Denkens befördert.

In der Entwicklung der Verbindung zwischen Sprache und Seeleninhalt können wir als natürlich betrachten, wenn im Anfangszustande der Entwicklung die Ausbildung des Vorstellungsinhaltes der Entwicklung des Wortes zuvorkommt und diese Entwicklungspriorität die sachliche Denkweise des Kindes befördert. Auf der höheren Stufe wird — obwohl die Individuen nun eher in Wörtern denken — der wahre Wert der Sprache durch die Ausdehnung und Qualität des an die Wörter anknüpfenden oder anknüpfbaren Vorstellungskomplexes bestimmt.

Das Beispiel der nicht geschulten Taubstummen, sowie die Sprachentwicklung der das Lautsprechen lernenden Taubstummen bekräftigen es auch, daß der natürliche Gang der Entwicklung der ist, daß der Denkweise in Worten die sachliche Denkart vorangeht. Das taubstumme Kind ist mit Hilfe des in seiner Seele lebenden Vorstellungsinhaltes auch ohne lautes Sprechen imstande Gedanken zu produzieren und kann dieselben mit Hilfe seiner natürlichen Zeichen — den plastischen Manifestationen seiner sachlichen Denkweise — auch zum Ausdruck bringen. Diese sachliche Denkweise und mit derselben die plastische Zeichensprache hält mit dem Lernen des Lautsprechens einige Zeit Schritt, dann auf den höheren Stufen des Sprechunterrichtes wird von der Zeichensprache immer seltener Gebrauch gemacht und es kommen in seiner Denkart die Wörter der lauten Sprache immer stärker zur Geltung. Der Gebrauch der Zeichen nimmt zwar im Verlaufe der Entwicklung stark ab, hält aber doch das ganze Leben hindurch an, ein Beweis dafür, daß die durch die Zeichen stark beeinflußte sachliche Denkweise die Entwicklung der Denkart in Wortbildern wesentlich behindert.

Die Ausdrucksbewegungen und die Mimik des Menschen mit gesunden Sinneswerkzeugen sprechen auch dafür, daß wir uns von der sachlichen Denkweise nicht ganz unabhängig machen können.

Dem, in Verbindung mit den Wörtern sich erneuernden Seeleninhalt kommt selbst bei der Denkweise in Wörtern eine größere Rolle zu, indem es ein Ziel der Entwicklung der Intelligenz ist, den Beweis der Aktivität des Individuums zu erbringen. Dieses Ziel kann aber nur so erreicht werden, wenn wir gleichzeitig mit der Entwicklung der Sprache auch den Inhalt qualitativ und quantitativ zu entwickeln uns bestreben. Das Endziel ist also die Entwicklung einer je vollkommeneren und vielseitigeren Ausdrucksform der Sprache und damit zusammen die Sicherung der sich leicht erneuernden und mehrseitigen Resonanz des Inhaltes.

III. Verbindung von Sprache und Seeleninhalt beim blinden Kinde

Wenn wir die Sprache des vom elterlichen Hause in das Institut gelangenden blinden Kindes beobachten und sie mit jener eines gleichaltrigen sehenden Kindes vergleichen, werden wir zwischen der Sprache des sehenden und des blinden Kindes scheinbar keinen wesentlichen Unterschied finden. Das kleine blinde Kind spricht ebenso, wie das sehende und kann auf unsere Fragen, der Form nach, eine ebenso wertvolle und verständlich erscheinende Antwort geben, wie sein sehender Kamerad. Wenn wir aber über die in seinem Gespräche erwähnten Gegenstände, Handlungen, Situationen nähere Aufklärung haben möchten, sehen wir erst recht, mit welch armen Inhalt, Inhaltsbruchstücken oder leerer Form des lebenden Wortes es seine Gedanken zum Ausdruck bringt. Es spricht von vielen solchen Dingen, von denen es nur eine sehr geringe oder unvollständige, oder mangelhafte Vorstellung, oder überhaupt gar keine Vorstellung hat.

Anläßlich der Aufnahme in die Schule habe ich viele solche Daten gesammelt, welche die mangelhafte Ausrüstung des blinden Kindes in Verbindung mit der Sprache beweisen. An ein kleines blindes Kind richtete ich, als es im September zum erstenmal zur Schule kam, die Frage, was sein Vater vorige Woche zuhause gemacht habe? Das blinde Kind erzählte, der Vater sei mit den Knechten zeitlich früh auf die Maisfelder gefahren, den Mais zu brechen. Die Maiskolben wurden den ganzen Tag hindurch mittels Wagen heimgebracht und zuhause unter die Dachrinne geworfen, dann abends enthülst. Auf meine Frage, woher es alles das wisse, erhielt ich die Antwort, es sei in der Küchentür gesessen und habe es gehört.

Wenn wir nun bedenken, daß jene Gehörsreize, mittels denen das Kind vom Maisbrechen Kenntnis erhielt, — er hörte die Vorbereitungsarbeiten, das Gerassel der den Mais heimbringenden Wagen, die Stimme des Kutschers, das Stampfen der Pferde und das Geräusch der unausgesetzt herunterfallenden Maiskolben — hauptsächlich das Geschehen der Handlung anzeigen, jedoch über die äußere Erscheinungsform keinen Bescheid geben, dann sehen wir erst, der Wahrheit entsprechend, jene betrübende Tatsache, welch unvollständige Spuren der Vorstellungselemente der geschehenen Handlung die Erzählung des blinden Kindes begleiteten, und trotzdem konnte es die ganze Handlung so gut hersagen.

Aber auch andere Beispiele sprechen dafür, daß die Blinden von vielen Dingen reden, von denen sie nur vom Hörensagen Kenntnis erhalten konnten, eine Vorstellung haben sie aber nicht einmal annähernd davon.

Die blind Geborenen können z. B. von den Farben keine Vorstellung haben und doch sprechen sie im Verlaufe ihrer Erzählungen sehr oft von Farben.

Zwecks Beleuchtung dieser Frage habe ich sog. Assoziations-Versuche vorgenommen in der Weise, daß ich die Namen der verschiedenen Gegenstände, Pflanzen und Tiere als Reizwort benutzte und untersuchte, wie oft unter den Reaktionen ausschließlich mit dem Sehorgan auffaßbare Assoziationen vorkamen. Ich gebrauchte insgesamt 30 Reizworte und untersuchte mit diesen 20 sehende und 20 blinde Kinder. Bei den Blinden erhielt ich 83, bei den Sehenden 95 Reaktionen mit einem Qualitäts- und Beschaffenheitswert. Unter den 95 Antworten der Sehenden fand ich 49, unter den 83 Antworten der Blinden aber 24, die ausschließlich Gesichts- und überwiegend Farben-Assoziationen waren. Bei den Sehenden erhielt ich demnach in 51,6%, bei den Blinden aber immer noch in 28,8% Assoziationen von ausschließlich durch das Sehorgan wahrnehmbare Qualitäten. Dies beweist, daß auch noch bei den, in minimaler Zeit sich abspielenden und sozusagen automatisch hervorspringenden Assoziations-Reaktionen die Blinden in sehr ansehnlicher Prozentzahl solche Wörter gebrauchen, von deren Inhalt sie keine Vorstellung haben können. In ihrem alltäglichen Gespräch begegnen wir noch öfter solchen Fällen, wo hinter den Wörtern nur sehr verschwommene oder mangelhaft oder irrig exponierte Spuren des Vorstellungsinhalts zu entdecken sind. Ihr Seelenleben ist ein derartiges, wie die ungenügend exponierte photographische Platte, auf der die hervorragenderen Teile auffindbar sind, aber das zusammenhängend aufgebaute einheitliche Bild der Formen, sowie der im Raume aufgestellten Gegenstände und geschehenden Handlungen fehlt.

Die zusammenhängende Entwicklung der Sprache und des Vorstellungsinhaltes des Blindgeborenen und früh Erblindeten kann ohne heilende Erziehung nicht normal sein. Im Verlaufe der Sprachentwicklung entwickelt sich sehr oft zuerst das inhaltslose Wort und der dem Worte entsprechende Inhalt kann infolge Fehlens der Sehkraft nur durch zielbewußte Erziehung entwickelt werden. Sehr oft machte ich die Erfahrung, daß das blinde Kind auf jenen Gebieten, von welchen es wohl Worte besaß (Naturgeschichte), jedoch über keine Kenntnisse verfügte, mit einer ganzen Flut von Überraschungen andeutete, daß es den ihm in die Hand gegebenen Gegenstand zum erstenmal Gelegenheit hat wahrzunehmen, obwohl es — wie es sagte — von diesen Gegenständen schon viel hörte und sprach. Besonders bei der Sinneswahrnehmung der Tiere und Pflanzen hörte ich oft den mit Überraschung verknüpften Ausdruck der Freude. In solchen Fällen verhielten sie sich vollkommen passiv, neue Gedanken konnten sie nicht schaffen; ganz unbekannten Gegenständen gegenüberstehend, nahmen sie die Tatsachen einfach zur Kenntnis und dachten nur in den seltensten Fällen daran, auch Vergleichungen vorzunehmen. Bei der Vorstellungsbildung können wir von den Blinden im Anfangsstadium der Entwicklung eine derartige Aktivität nicht erwarten. Während das sehende Kind bei der Erwerbung der neueren Vorstellungen eine ganze Reihe Gedanken produziert, ist das blinde Kind genötigt, seine noch immer fehlenden Vorstellungen zu ersetzen und kann so die neu erworbenen nur in seinem späteren Alter mit den bereits vorhandenen vergleichen.

Diese Tatsachen beweisen die Minderwertigkeit des blinden Kindes inbezug auf die gleichzeitige Entwicklung und Erneuerung der Sprache und des Vorstellungsinhaltes. Es wäre jedoch irrig, aus dieser Tatsache darauf zu schließen, daß die Blindheit als physische Mangelhaftigkeit, auch die Entwicklungstendenz der geistigen Fähigkeiten ungünstig beeinflusse. In diesem Falle können wir nicht von der Verminderung der Fähigkeit, sondern nur von der Begrenztheit der Entwicklungsmöglichkeit sprechen.

Jene Auffassung, welche die Minderwertigkeit der Blinden mit einem Minus an Fähigkeiten erklärt, rechnet nicht damit, daß unter den Blinden in namhafter Anzahl (15—20%) geistig minderwertige Blinde vorhanden sind, deren Fähigkeitsmangel nicht eine Folge der Blindheit, sondern der die Blindheit hervorrufenden Krankheitsursachen. oder anderer außerhalb der Blindheit liegenden Ursachen sind. Jene also, welche die Blinden, hinsichtlich ihrer Fähigkeiten, für minderwertig halten, halten — in sehr unrichtiger Weise — die Gruppe der geistig normalen und die der geistig minderwertigen Blinden nicht auseinander.

Ich erwähnte bereits oben, bei der Wertung der Sinnesorgane, daß die Sicherung der gelegentlichen Vorstellungserwerbung einen sehr wichtigen Faktor der Entwicklung des Vorstellungsinhaltes — besonders in der ersten Zeit der Entwicklung — bildet. Die Blinden sind, infolge Fehlens der Sehkraft, genötigt, jenes Sinnesorgan zu entbehren, welches sowohl die gelegentliche Wahrnehmung, wie auch die simultane Erkennung der Formen, Proportionen, Dimensionen des Raumes, der Farbe usw. sichert. Die Gelegentlichkeit vermitteln im Seelenleben des blinden Kindes die Sinnesorgane des Gehörs und Geruchs dadurch, daß sie imstande sind, in ziemlich weitem Umkreis, von fernen Gegenständen und Erscheinungen gelegentlich Reize aufzufangen. Diese Gehörs- und Geruchsreize jedoch sichern — wie bereits erwähnt — auf die Schall und Geruch verbreitenden Gegenstände bezogen, insbesondere die Gelegentlichkeit der Wahrnehmung und sind demnach abgesehen von den Gehörs- und Geruchsvorstellungen, bloß zur Anregung der Aufmerksamkeit und des Interesses geeignet, liefern aber keine, zur Bestimmung des Gegenstandes oder der Erscheinung geeignete Reize.

Es kann demnach festgestellt werden, daß das Fehlen der Sehkraft die Möglichkeiten der Entwicklung des Vorstellungsinhaltes stark einengt, die übrigen Sinneswerkzeuge jedoch für die Bestimmung der Gegenstände, Erscheinungen und Handlungen genug Vorstellungselemente liefern.

Bei Lösung dieser Frage ist es Aufgabe der heilenden Erziehung, die durch die Blindheit hervorgerufenen Vorstellungbildungs-Möglichkeiten bei dem Ausbau des Seeleninhaltes zweckmäßig zu verwerten und hierdurch zu sichern, daß die Blinden nicht nur sprechen mögen, sondern auch imstande sein sollen, sich eine Vorstellung zu bilden von dem Gegenstande der Erscheinung oder der Handlung, von denen sie sprechen.

IV. Einteilung der Blinden vom Gesichtspunkte der Vorstellungen

Jene Auffassung, welche die Blindheit, als eine physische Minderwertigkeit, auf dem Gebiete der heilenden Erziehung ausschließlich als Folgezustand betrachtet, qualifiziert die Blinden auf Grund ihrer gleichartigen Minderwertigkeit vom Gesichtspunkte des Unterrichts als gleichwertig und bemüht sich, bei ihrem Unterrichte, mit Ausschluß des heilend erziehenden Gedankens, der Blindheit angepaßte Unterrichtsmethoden und Mittel zu schaffen. Im Sinne dieser Auffassung kommt auf dem Gebiete des Blindenunterrichtes der heilenden Erziehung keine besondere Aufgabe zu und der Blindenunterricht ist nichts anderes, als ein fachgemäßer Unterricht, der sich der Blindheit resp. dem Zustand des Nicht-Sehens anzupassen vermag.

Diese Auffassung kann, ausschließlich vom Gesichtspunkte der Unterrichtsmethode betrachtet, nicht beanstandet werden. Wenn wir aber auf die Frage Antwort zu erteilen wünschen, ob die Blinden hinsichtlich der Bildungsart, wie auch der Entwicklung der Quantität und Qualität der Vorstellungen, als eine einheitliche Gruppe betrachtet werden können, dann muß diese Frage, außer der Tatsache der physischen Minderwertigkeit auch von einem anderen Gesichtspunkt beleuchtet werden. Zwei Begriffe scheinen dazu geeignet, in dieser Frage die Einnahme eines zweckentsprechenden Standpunktes zu ermöglichen. Der eine ist der Begriff der Fähigkeit, der andere der Begriff der Möglichkeit. Am zweckmäßigsten könnten wir daher so vorgehen, wenn wir die Gruppierung der Blinden, von obigem Gesichtspunkte aus mit dem Maße der Fähigkeit und der Möglichkeit gemessen, vornehmen.

Die Verstandesfähigkeit ist eine Fertigkeit des Geistes, welche die Aufarbeitung der aufgefangenen Reize für die Seele und ihre Aufbewahrung für das Gedächtnis, den normalen Werten entsprechend, möglich macht. Beim Individuum mit normalen Verstandesfähigkeiten finden wir eine ständige Bereitschaft dazu, eine vorstellungsbildende Tätigkeit auszuüben und die in großer Anzahl erworbenen Vorstellungen für das Gedächtnis in normalen Verknüpfungen aufzubewahren. Die Geistesfunktion der Individuen mit geringerer Intelligenz ist dagegen entweder allgemein herabgemindert, oder aber weist sie nur in gewissen Richtungen hin eine Schwäche auf. Im letzteren Falle finden wir eine einseitige Entwicklung der Vorstellungen und entweder eine allgemein oder eine bloß partiell entwickelte Funktionsfähigkeit des Gedächtnisses.

Es fragt sich aber, ob die Einseitigkeit der Geistesfähigkeiten mit Recht festgestellt werden kann in jedem solchen Falle, wo wir einer Einseitigkeit der Vorstellungsentwicklung begegnen. Denen, welche sich mit der Untersuchung des Seelenlebens der Blinden fachgemäß beschäftigen, bietet sich Gelegenheit, die Erfahrung zu machen, daß auch unter den Blinden in sehr großer Prozentzahl Individuen vorhanden sind, deren Vorstellungen eine einseitige und mangelhafte Entwicklung zeigen. Kann jedoch auf Grund der Erfahrung behauptet werden, daß die Geistesfähigkeiten der Blinden mangelhaft sind? Der Fähigkeitsmangel oder der verminderte Wert der Fähigkeiten kann nicht bloß aus einer allgemeinen geistigen Minderwertigkeit oder aus unserer Kenntnis der Einseitigkeit der Entwicklung festgestellt werden, sondern es sind in den Fällen der herabgeminderten Fähigkeiten auch die Grenzen der Entwicklung stark eingeengt und so sind bei Wertung der Geistesfähigkeiten auch die Entwicklungsgrenzen zu beachten.

Wenn wir den Wert der Intelligenz der Blinden vom Gesichtspunkt der Fähigkeit und der Möglichkeit untersuchen, so können wir feststellen, daß insbesondere der Geistesinhalt der vor dem 5. Lebensjahre Erblindeten in allen Fällen von minderem Wert ist; wir finden jedoch bloß bei 15—20% der Fälle diese Wertverminderung durch eine herabgeminderte Funktionsfähigkeit des Geistesorganes verursacht, demgegenüber ist in der weitaus größeren Prozentzahl (80—85%) das Geistesorgan von normaler Entwicklungsfähigkeit und es kann nur die Eingeschränktheit der Entwicklungsfähigkeit des Vorstellungsinhaltes festgestellt werden.

Wenn wir also die Blinden vom Gesichtspunkte des Geisteszustandes gruppieren wollen, müssen wir in die erste Hauptgruppe jene sonst zu normaler Entwicklung fähigen Blinden einreihen, bei welchen außer der Blindheit eine sonstige Krankheitsursache nicht gefunden werden kann und deren Intelligenz, abgesehen von der Begrenztheit der Entwicklungsmöglichkeiten der Vorstellungen, eine normale ist. In die zweite Gruppe reihen wir dann die Blinden mit mangelhaften Geistesfähigkeiten und dabei auch mit eingeschränkter Entwicklungsmöglichkeit ein.

In meinen folgenden Erörterungen will ich von den Vorstellungen der normalen Blinden berichten, welche zwar über eine normale Intelligenz verfügen, deren Entwicklungsmöglichkeit jedoch begrenzt ist.

Die über normale Geistesfähigkeiten verfügenden Blinden können hinsichtlich der Entwicklungsmöglichkeiten in mehrere Gruppen eingereiht werden.

Die Möglichkeiten der Vorstellungsbildung werden durch das Fehlen der Sehkraft eingeschränkt, teils dadurch, daß sich die Blinden von den Farben, dem Licht, den Dimensionen, dem Raum usw. den Gesichtsvorstellungen gleichwertige Vorstellungen nie verschaffen können, andererseits aber dadurch, daß infolge Mangels der Sehkraft die gelegentliche Verbindung mit der Außenwelt und die den Gegenstand, sowie die Handlung gleichzeitig bestimmende fernere Verbindung stark eingeschränkt ist.

Diese Feststellung bezieht sich insbesondere auf jene Blinde, welche ihre Sehkraft im frühen Kindesalter verloren haben und sich darum in ihrer Kindheit Vorstellungen mittels des Gesichtssinnes noch nicht verschaffen konnten. Sie bezieht sich aber auch auf jene Blinde, welche in so frühem Alter erblindeten, daß ihre noch im Besitze ihrer Sehkraft erworbenen Gedächtnisbilder derart verblaßten, daß sie dieselben anläßlich der neueren Vorstellungserwerbung zu verwerten nicht imstande sind. Diese sind natürlich abgesondert zu gruppieren. Dagegen sind jene Blinden, welche vor ihrer Erblindung solche Gesichtsvorstellungen erwarben, welche auch im Blindheitszustande verwertet werden können, ebenfalls in eine eigene Gruppe einzureihen, da sie sich im Verlaufe der Vorstellungsbildung auf solch wertvolle Gesichtsvorstellungen stützen, deren Wirkung in der weiteren Entwicklung ihres Seelenlebens nicht spurlos verschwinden kann.

Die Geistesentwicklung der später Erblindeten nimmt daher unter viel günstigeren Verhältnissen ihren Anfang, denn die im sehenden Alter erworbenen unzähligen Vorstellungen sichern für die Entwicklung ganz neue Möglichkeiten. Eben darum können wir diese Gruppe der Blinden mit den früh Erblindeten oder den Blindgeborenen nicht für gleichwertig ansehen und ihr Einreihen in eine besondere Gruppe ist deshalb wohl begründet.

Es fragt sich daher, welches jenes Lebensalter ist, das diese zwei Gruppen der Blinden zweckentsprechend voneinander trennt?

Obwohl zwischen diesen zwei Hauptgruppen eine scharfe Grenze nicht gezogen werden kann, können wir doch im allgemeinen das 5jährige Alter als solches betrachten, von welchem Alter angefangen das Kind wertvolle Vorstellungen zu erwerben bereits imstande ist.

Im Interesse der Beleuchtung dieser Frage habe ich die früh Erblindeten untersucht und teile von meinen Daten folgende mit:

Therese, 23jähriges blindes Mädchen, erblindete in ihrem 5. Lebensjahre und ist seitdem total blind.

Auf die Frage, ob sie sich an ihr sehendes Alter erinnert und wenn ja, woran, gab sie folgende Antwort: „Ich erinnere mich, aber nur mehr an wenige Fälle. Daran erinnere ich mich, daß auf dem Dorfe um die Frühlingszeit die Bäume sprossen, alles grünte. An das erinnere ich mich."

Auf die Frage, ob sie sich an irgendeinen Gegenstand, an ein Tier erinnere, lautete die Antwort: „An Tiere wohl, auch an Gegenstände, die ich öfters gesehen habe, besonders daran erinnere ich mich, was ich im Krankenhaus zuletzt gesehen habe."

Ob sie sich an Farben, farbige Gegenstände erinnere? „An Farben erinnere ich mich lebhaft. Ich kann die Farben zusammensetzen, welche Farbe zu der anderen paßt. Daran erinnere ich mich sehr wohl."

Ob sie sich an die Sonne, den Mond, die Sterne, den Blitz, das Feuer erinnere? „Ja, an alle diese erinnere ich mich. An die Sonne, wenn der Himmel so klar, rein ist; sie hat ein blendendes Licht; auch an die Sterne erinnere ich mich. Auch daran erinnere ich mich, daß es trübes Wetter gibt mit Wolken."

Ob sie sich an irgendein Bild, oder an das Gesicht der Eltern erinnert? „An meine Eltern erinnere ich mich nicht. Ich kann mir noch vorstellen, wie ein Mann oder eine Frau aussieht, an das Gesicht meiner Angehörigen erinnere ich mich aber nicht."

Ob sie sich im Spiegel gesehen habe? „Ich habe mich gesehen, erinnere mich aber nur dunkel."

Anna, 23jährig, erblindete im 3. Lebensjahre. Erinnert sich an ihr sehendes Alter nicht. Erinnert sich weder an Gegenstände, noch an Farben. Kann sich an das Gesicht ihrer Eltern, wie auch anderer nicht erinnern. Auf die Frage aber, wie sie sich das Sehen des sehenden Menschen vorstelle, antwortete sie: „Darauf kann ich wirklich nicht antworten, das kann ich mir nicht vorstellen und darum habe ich über diese Frage auch nicht nachgedacht."

Wie wir sehen, befindet sich auch die Vorstellung des Sehens nicht mehr unter ihren Erinnerungsbildern.

Die Antworten des ersteren Falles und noch zahlreiche ähnliche Antworten bestätigen, daß die in ihrem 5. Lebensjahre erblindeten Kinder bereits über ein solches Vorstellungsmaterial verfügen, welches, im weiteren Verlaufe der Blindheit, zur Ergänzung der blind erworbenen Vorstellungen nützlich verwertet werden kann.

Meine anderen, ähnlichen Untersuchungen weisen dagegen darauf hin, daß die vor dem 5. Lebensjahr erworbenen Gesichtsvorstellungselemente nach der Erblindung derart abblassen, daß sie auf die weitere Entwicklung der Vorstellungen des erblindeten Kindes einen günstigen Einfluß auszuüben nicht imstande sind. Darum kann das 5. Lebensjahr, vom erwähnten Gesichtspunkte, als Grenzlinie zwischen den wirklich Blinden und den später Erblindeten betrachtet werden.

In die erste Gruppe der normalen Blinden ist es daher angezeigt, jene Blinden einzureihen, welche entweder seit ihrer Geburt blind sind, oder vor ihrem 5. Lebensjahr erblindet sind.

In die zweite Gruppe gehören die vom 5. bis zum 15. Lebensjahr Erblindeten.

In die dritte Gruppe können wir die im erwachsenen Alter Erblindeten einreihen.

Vom Gesichtspunkte der Entwicklung des Seelenlebens können zwischen der zweiten und der dritten Gruppe ziemlich bedeutsame Unterschiede gefunden werden, welche Unterschiede besonders in der heilenden Erziehungspraxis nicht außer acht gelassen werden dürfen. Im Rahmen dieser meiner Arbeit werde ich diese zwei Gruppen unter dem Titel „Die später Erblindeten" von diesem Gesichtspunkte aus erörtern.

1. Über die Vorstellung der Blindgeborenen und bis zum 5. Lebensjahre Erblindeten

Das blinde Kind verbringt die ersten Jahre seines Lebens, ungefähr bis zum 5., 6., 7. Lebensjahre, im elterlichen Hause. In der überwiegenden Mehrzahl der Fälle kann es während dieser Zeit einer systematischen Erziehung nicht teilhaftig werden und laut Erfahrung ist auch die familiäre Erziehung eine sehr mangelhafte, einseitige und verfehlte. Die starke Herabminderung oder das Fehlen der Sehkraft, des wichtigsten kenntniserwerbenden Organes engt die Entwicklung des Seeleninhaltes des blinden Kindes bedeutend ein. Eine Folge davon ist, daß die Mehrzahl der blindgeborenen Kinder etwas später, als gewöhnlich, sprechen lernen. Ein großes Übel ist auch, daß die Blinden während der Zeit der familiären Erziehung sich sehr wenig bewegen und den größten Teil ihrer Zeit mit sitzender Beschäftigung oder mit Nichtstun verbringen. Auch dies kommt oft vor, daß die Eltern vor ihren blinden Kindern ihren minderwertigen Zustand verheimlichen, damit sie nicht zum Bewußtsein ihrer Blindheit gelangen. Darum halten sie sie auch von der Gesellschaft der sehenden Kinder ferne. Diese irrige Auffassung der Eltern ist für die intellektuelle Entwicklung des blinden Kindes von nachteiligen Folgen begleitet, denn dieser abgesonderte Zustand vermindert stark die Möglichkeiten der Kenntniserwerbung, resp. Vorstellungsbildung, indem das blinde Kind nicht in der Lage ist, von einer sehr großen Menge der Reize gelegentlich Kenntnis zu erhalten. Dadurch werden nicht nur seine, durch Betasten erwerbbaren Kenntnisse ärmer, sondern diese Absonderung vermindert auch stark die Zahl der Wahrnehmungen mittels der übrigen Sinnesorgane und schränkt die Möglichkeiten der Entwicklung ein. Unter solchen Umständen kann es hauptsächlich nur die zu seiner unmittelbaren Umgebung gehörigen Gegenstände und Handlungen erkennen, weil es sie in ihrer beständigen Nähe oft wahrnehmen kann. Die von der nächsten Umgebung ferner abliegenden Gegenstände und Handlungen unmittelbar wahrzunehmen hat es nur selten Gelegenheit und kann von diesen bestenfalls nur Gehörs- und Geruchs-Vorstellungselemente sammeln, eine determinierende Vorstellung gelegentlich zu erwerben ist es aber nicht imstande.

Für die Vorstellungsbildung des im Familienkreise lebenden blinden Kindes ist charakteristisch, daß es die geringe Menge der in seiner unmittelbaren Umgebung befindlichen Gegenstände und vorkommenden Erscheinungen sehr oft wahrzunehmen genötigt ist und so werden diese Vorstellungen infolge der oft wiederholten Wahrnehmung durch ihre starke Homogenität charakterisiert. Dies wird auch durch die Eigentümlichkeiten des erhaltenden Gedächtnisses bewiesen. Die Blinden erkennen nicht nur sehr schnell jene Gegenstände und Erscheinungen, welche sie in ihrer Kindheit in ihrer unmittelbaren Umgebung sehr oft wahrzunehmen genötigt waren, sondern die Bilder derselben kommen anläßlich der Erinnerung mit solch lebendiger Kraft und auch auf Kleinigkeiten sich erstreckenden Genauigkeit zum Vorschein, daß der Laie, ja sogar auch der Fachmann von diesen Erscheinungen auf ein besseres Erinnerungsvermögen der Blinden folgert.

In der Modellierstube machte ich oft die Erfahrung, daß der Ursprung der aus dem Gedächtnisse verfertigten und nach Belieben gewählten Modelle des kleinen blinden Kindes zum überwiegenden Teil auf Formen zurückgeführt werden kann die es in der häuslichen Umgebung kennenlernte. Diese Feststellung ist jedoch auch für die sehenden Kinder gültig, wir finden ja auch unter den Vorstellungen der sehenden Kinder solche von stark homogenem Werte. Gleichzeitig begegnen wir aber auch sehr vielen Variationen der Vorstellungsarten. Für die Vorstellungen des blinden Kindes ist charakteristisch, daß es — in der gleichen Umgebung — wenige Gegenstände und Handlungen sehr oft wahrzunehmen genötigt ist. Aus dieser öfteren Wiederholung der unmittelbaren Wahrnehmung resultiert die wiederholte Wahrnehmung der homogenen Elemente des oft wahrgenommenen Gegenstandes. Da jedoch die Möglichkeiten einer gelegentlichen Wahrnehmung stark beschränkt sind, kann sich das blinde Kind nur von wenigen Gegenständen und Handlungen Vorstellungen bilden. Deshalb können wir sagen, daß seine Vorstellungen, nebst der (auf wenige Gegenstände und Handlungen sich beziehenden) starken Homogenität, durch eine große Armut der Vorstellungsarten, d. h. durch die geringe Anzahl der heterogenen Elemente charakterisiert ist. Das sehende Kind nimmt viele Gegenstände, Handlungen und Erscheinungen von der Nähe und Ferne gelegentlich oft wahr und so sind seine Vorstellungen durch die große Anzahl der heterogenen Elemente und — als Folge der sich oft wiederholenden Wahrnehmung — durch die starke Homogenität charakterisiert.

Dies bedeutet, daß das blinde Kind die wenigen Gegenstände in seiner unmittelbaren Umgebung, infolge seiner stark eingeengten Bewegungsmöglichkeit vielmal wahrzunehmen bemüßigt ist, jedoch wenig Gelegenheit dazu findet, auch die verschiedenen Variationen der ferneren Gegenstände und Handlungen kennen lernen zu können. Das sehende Kind kann dagegen, bei seinen Bewegungs- und Wahrnehmungsgelegenheiten, nicht bloß die Gegenstände und Handlungen seiner unmittelbaren Umgebung, sondern auch die entfernten oft und in großen Variationen wahrnehmen.

Die Experimentalpsychologie stellte bei der Untersuchung der Rechenfähigkeit der Blinden fest, daß die Zahlenbegriffe und Rechenfähigkeit der Sehenden von den entsprechenden Begriffen und Fähigkeiten der Blinden schon im ersten Unterrichtsjahre weit überflügelt werden. Auch ich selbst habe die gleiche Erfahrung gemacht. Man könnte fast sagen, daß ein großer Teil der blinden Kinder mit viel stärkeren Zahlenvorstellungen in die Schule kommt, als die gleichaltrigen sehenden Kinder. Dies findet seine Ursache nicht nur darin, daß die Blinden sich für das Rechnen mehr interessieren, als die sehenden Kinder, oder aber, daß sie deshalb besser rechnen können, weil sich ihr, von der Außenwelt stark abgeschlossener Geist für die Rechenarbeit viel mehr eignet. Nein! Der Grund der frühen und kräftigen Entwicklung der Rechenfähigkeit ist auch darin zu suchen, daß die öftere Wiederholung der, in ihrem Leben vorkommenden homogenen Reize auch unwillkürlich Gelegenheit bietet, sich auf die Quantitäten zu besinnen, und so fördert die Wahrnehmung der homogenen Elemente nicht nur die Erstarkung der Vorstellungen, sondern auch die Entwicklung der Zahlenvorstellungen.

Nach alldem wird uns besonders jene Frage interessieren, in welchem Zustande die erkannten Gegenstände und Handlungen in ihrem Geiste leben und ob die Blinden bei den vorhandenen Wahrnehmungsmöglichkeiten imstande sind, von den Gegenständen und Handlungen so viele Vorstellungselemente zu sammeln, als zu deren Determinierung genügen.

Zu diesem Zwecke habe ich Assoziations- und Reproduktions-Experimente angestellt derart, daß ich aus dem Kreise der einfachsten und auch in der Umgebung der Blinden vorhandenen Pflanzen, Gegenstände und Tiere dreimal 10, demnach zusammen 30 Reizwörter zusammenstellte, auf welche sie sofort zu antworten hatten.

Mit diesen Reizwörtern untersuchte ich 20 sehende und 20 blindgeborene Kinder, so auch 20, in späterem Alter erblindete Individuen. Anläßlich dieser Untersuchungen fand ich, daß bei jenen Antworten, wo die Kinder auf das Reizwort anstatt mit dem ganzen Gegenstande, mit einem Teile desselben antworteten, das Resultat sowohl bei den Sehenden, wie bei den Blinden annähernd gleich war. Eine Ausnahme bildete die auf das Reizwort „Tisch“ erteilte Antwort, denn hier gaben die Sehenden nur in einem Falle eine solche Antwort, welche sich auf irgend einen Teil des Tisches bezog, die Blinden dagegen in 6 Fällen. Beim Assoziations- und Reproduktionsversuch mit dem Worte „Brunnen" gaben die Sehenden in 11, die Blinden in 10 Fällen, bei der Aufgabe des Reizwortes „Rose" die Sehenden in 5, die Blinden in 4 Fällen, beim Reizwort „Pferd" die Sehenden in 3, die Blinden in 5 Fällen, bei „Traube" die Sehenden in 4, die Blinden in 3 Fällen, bei „Sessel" die Sehenden in 3, die Blinden in 5 Fällen, bei „Getreide" die Sehenden in 7, die Blinden in 6 Fällen, bei „Schiff" die Sehenden in 5, die Blinden in 8 Fällen eine solche Antwort, daß sie statt des Ganzen mit einem Teile des betreffenden Gegenstandes antworteten.

Laut dem summierten Resultat der von Sehenden und Blinden erhaltenen je 600 Antworten, gaben die Sehenden in 15,7%, die Blinden aber in 18,8% solche Antworten, welche sich statt des ganzen Gegenstandes, auf einen Teil desselben bezogen.

Sehr charakteristische und die Stärke der Homogenität beweisende Antworten sind jene, welche sich auf „Tisch", „Pferd", „Sessel" und „Schiff" bezogen haben. In diesen Fällen antworteten die Blinden in bedeutend größerer Prozentzahl mit einem Teil statt des Ganzen, als die Sehenden. Dies beweist, daß sie die Details jener Gegenstände, die sie sehr oft Gelegenheit hatten wahrzunehmen, viel besser kennen, als sonstige koordinierte Gegenstände.

Eine größere Abweichung fand ich beim Mittelwert der Reaktionszeit, indem die durchschnittliche Reaktionszeit der Sehenden 1,2 Sek., die der Blinden 2 Sek. betrug. Bei den Blinden fand ich in 45%, bei den Sehenden in 44% der Antworten sich nicht wiederholende, neue Elemente.

Diese Daten scheinen zu beweisen, daß die Blinden einzelne Teile verschiedener Gegenstände — wenn sie Gelegenheit fanden, dieselben öfters wahrzunehmen — ebenso erkennen können, wie die Sehenden. Die Verlängerung der Reaktionszeit ist deshalb charakteristisch, weil sie beweist, daß der, die Gegenstände simultan wahrnehmende Sehende dieselben sich auch leichter vorstellen und beim Ertönen des Reizwortes simultan wachrufen kann. Das blinde Kind dagegen ist genötigt, die Gegenstände mit Hilfe des Tastorganes sukzessive wahrzunehmen und diese Sukzessivität kommt auch in der Reaktionszeit des Rückerinnerungsprozesses zur Geltung. Dies gilt insbesondere für die weniger oft wahrgenommenen Gegenstände, wo der zur Erkennung nötige Prozeß der Analyse und Synthese nicht so rasch verläuft, als bei den simultan wahrnehmenden und mit rascher Analyse reproduzierenden Sehenden.

Meine Untersuchungen bestätigen ebenfalls, daß im Geiste des blinden Kindes die oft wahrgenommenen Gegenstände und Erscheinungen, wie auch die Dimension und die Form der Lokalitäten des elterlichen Hauses sehr lebendig sind. Auch die erwachsenen Blinden sind imstande die Umgebung ihrer Kindheit genau zu beschreiben.

Solche Vorstellungen von stark homogenem Inhalt sind bei der Vorstellungsentwicklung der blindgeborenen und frühzeitig erblindeten Kinder sehr wichtige Faktoren, weil das blinde Kind bei der weiteren Erwerbung von Kenntnissen durch die Möglichkeit des getreuen Vorstellens dieser stark homogenen Inhalte kräftig unterstützt wird. In diesen Vorstellungen sind die Grundformen d. h. die Einzelheiten des Gegenstandes sehr stark ausgearbeitet und diese vorzüglich ausgearbeiteten Grundformen können bei der Erkenntnis und Vorstellung der nur wenige Male wahrgenommenen oder mit Worten beschriebenen neueren Gegenstände sehr nützlich verwertet werden.

Wie lebhaft und bestimmt die, in der Kindheit erworbenen Vorstellungen von stark homogenem Inhalt den Erinnerungsprozeß gestalten, dies beweisen am besten die irrigen und oft auch in Fachkreisen verlautenden Meinungen über das vorzügliche Erinnerungsvermögen der Blinden. Das Erinnerungsvermögen der Blinden wird aber durch die Tatsache der Blindheit nicht nur nicht gekräftigt, sondern es kann für weite Gebiete der Vorstellungen, resp. Erinnerungsbilder, sehr schwankend und wenig wertvoll genannt werden.

Im Verlaufe der Entwicklung der Vorstellungen des blinden Kindes begegnen wir nämlich vielen Vorstellungen, die es nur durch eine einzige, oder durch sehr wenige Wahrnehmungen erworben hat. Der überwiegende Teil dieser Vorstellungen ist nicht bloß auf einer schwachen, sondern auf einer mangelhaften Wahrnehmung oder Anschauung aufgebaut. Die große Mehrzahl seiner Vorstellungen — besonders vor dem Schulbesuch — sind von geringem Inhalte und dieselben sind durch den Mangel der zur Erkennung nötigen charakteristischen Eigenschaften charakterisiert. Dennoch überrascht die Fähigkeit, wie das blinde Kind auch die nur einmal, oder sehr wenigemal wahrgenommenen Dinge in ansehnlicher Anzahl der Fälle ins Gedächtnis rufen kann. Eine solche, scheinbar intensive Rückerinnerung an einmal, oder wenigemal wahrgenommene Dinge, trägt auch viel dazu bei, uns eine irrige Meinung über das Erinnerungsvermögen des blinden Kindes zu bilden. Wenn wir aber diese Erinnerungsfälle genauer untersuchen, sehen wir, daß neben der Auffrischung der, nicht streng zum Wesen der Sache gehörigen Zeit- und anderen Nebenumständen, die vom Gesichtspunkt der Erkennung des Gegenstandes oder der Erscheinung so wichtigen Erkennungszeichen nur sehr verschwommen in ihrem Gedächtnisse leben. Diese Vorstellungen leben im Geiste der Blinden als primäre, individuelle Vorstellungen, deren Intensität, infolge ihrer Verbindung mit Raum und Zeit, kräftig ist und dieser individuelle Zustand ist imstande, die Erinnerung auch auf solche Nebenumstände hinzulenken, aus denen die Psychologie und Pädagogik leicht geneigt ist, auf die Vorzüglichkeit des Erinnerungsvermögens zu folgern.

Anläßlich der Untersuchungen erhielt ich von vielen solchen primären individuellen Vorstellungen Kenntnis. Eine blinde Frau z. B., welche gegenwärtig 50 Jahre alt ist, erzählte unter anderem, daß sie, als sie noch klein war, von ihren Eltern, Geschwistern und Bekannten hörte, daß die Vögel hoch oben in der Luft fliegen. Ihr Gezwitscher hatte auch sie öfters wahrgenommen, aber sie konnte sich weder von ihrer Form, noch davon eine Vorstellung bilden, wieso sie fliegen. Auf ihre Bitte brachten ihre Angehörigen einen Vogel und gaben ihn ihr in die Hand. Sie betastete ihn dann gründlich — wie sie sich ausdrückte — bis zur Quälerei. Seitdem denkt sie sehr oft an diesen kleinen Vogel und stellte sich lange Zeit hindurch die anderen Vögel so vor, wie es dieser kleine Vogel war, mit dem Unterschied, daß sie sich die tiefstimmigen Vögel größer, die hochstimmigen aber kleiner vorstellte. Tatsächlich konnte sie sich aber bloß die Größe und Form dieses einen kleinen Vogels vorstellen.

Solche primäre, individuelle Vorstellungen können wir auch bei den sehenden Kindern oft finden, bei den Sehenden entwickeln sich aber diese oft sich wiederholenden, primären, individuellen Wahrnehmungen zu ganzen Vorstellungsreihen, sie verlieren ihre räumliche und zeitliche Gebundenheit und verleihen dem lebenden Worte immer größeren und größeren Inhalt. Ein großer Teil der Vorstellungen des, einer heilenden Erziehung nicht teilhaftig gewordenen blinden Kindes, kann sich um solch wechselndem Inhalt nicht erweitern; er verbleibt bei seinem, an Raum und Zeit gebundenen, individuellen Werte und die Bedeutung des lebenden Wortes bezieht sich bei ihnen viel intensiver auf lebendige individuelle Vorstellungen. Zur Ergänzung des Vorstellungsinhaltes und Weiterentwicklung der Vorstellungen haben sie wenig Gelegenheit und so ist diese Entwicklung in gewisser Richtung unmöglich, in anderer Richtung aber mangelhaft und einseitig, dabei sehr langsam.

Bezüglich dieser Frage bemerkt Weissenburg, ein akademisch gebildeter Blinder folgendes: „Zu richtigen Vorstellungen vermag der Blinde wie der Sehende nur durch die sinnliche Wahrnehmung zu gelangen."

Bezüglich der Sachvorstellungen sagt Lusardi: „Der für die Sehendgeborenen anscheinend einfache Akt (der Anschauung) wird für den Blindgeborenen zu einer höchst schwierigen Sache."

Bürklen wieder sagt in seinem Werke „Blindenpsychologie" folgendes: „Aus alledem geht hervor, wie die Sachvorstellungen der Blinden im Vergleich zu jenen der Sehenden an Teilvorstellungen geringer, daher unvollständig sind und der Wirklichkeit nicht in demselben Umfange wie beim Vollsinnigen entsprechen."

Die zwei wichtigen Faktoren der Entwicklung der Vorstellungen: die Homogenität und die Heterogenität zeigen in den, dem Schulbesuch des blinden Kindes vorangehenden Jahren, eine große Gleichgewichtsverschiebung. Dies die Ursache, daß das blinde Kind von vielen solchen Dingen spricht, von denen es nicht weiß, wie sie aussehen und daß es keine Ahnung davon hat, daß der hinter seiner Rede sich bergende Geistesinhalt nur eine sehr mangelhafte Kopie der Wirklichkeit ist.

Zwischen der Entwicklung der Vorstellungen des sehenden und des blinden Kindes besteht daher ein wesentlicher Entwicklungsunterschied.

Die allgemeine Psychologie betrachtet als Endziel der Entwicklung der Vorstellungen die Ausbildung eines Zustandes, dessen Resultat ist, daß sich hinter jedem Worte eine endlose Nuancenreihe der Vorstellungen und der mit ihnen verbundenen Gefühle verbirgt. Jedem Worte entspricht aber nicht eine einzige, abgerundete Vorstellungseinheit, sondern ein ganzer Vorstellungskomplex, von dessen tausenderlei Momenten, je nach dem Zusammenhange und dem Gefühlskolorit der Bewußtseinswellen, bald dieses, bald jenes Moment sich emporhebt von den übrigen Momenten, wie von einem Hofe umgeben.

Dieser Standpunkt der Psychologie setzt voraus, daß im Verlaufe der Entwicklung der Vorstellungen nicht bloß das Zurgeltunggelangen der heterogenen Elemente und, durch mehrfache Anschauung, die Möglichkeit der Auffrischung oder der Erinnerung gesichert werde, sondern diese Auffassung setzt insbesondere voraus, daß in der Entwicklung der Vorstellungen die, zu den heterogenen Elementen gehörenden homologen Vorstellungsreihen am Erinnerungsprozeß mit möglichst vielen Gliedern teilnehmen sollen. Der Ausbau der Glieder der homologen Reihen ist übrigens die wertvollste Kraftquelle der Sicherung der mit der Vorstellungsbildung verbundenen Aktivität.

Bei der Entwicklung der Vorstellungen kommt demnach der Homologie eine sehr große Rolle zu.

Wenn die allgemeine Psychologie sagt, daß sich hinter den Worten eine endlose Nuancenreihe der Vorstellungen und der mit ihnen verknüpften Gefühle verbergen kann, macht sie bereits die Homologie zum Hauptfaktor des hinter den Worten befindlichen Seeleninhaltes. Bei ihr ist diese Homologie eine zweifache, resp. auf die Worte bezogen, eine parallele und zwar die nebeneinander schreitende Homologie der Gefühle und der Vorstellungsinhalte.

Wenn die Experimental-Psychologie von den sekundären individuellen Vorstellungen sagt, daß deren Inhalt von der Gesamtheit der homologen, primären Vorstellungen geliefert wird, macht sie gleichfalls die Homologie zum wichtigsten Faktor der höherwertigen Entwicklung der Vorstellungen.

Der Aufbau der heterogenen Elemente des Vorstellungsinhaltes wird durch die Entwicklungslinie der primären individuellen Vorstellungen angedeutet. Die den heterogenen Vorstellungselementen sich anreihenden homologen Glieder ergeben den Inhalt der sekundären individuellen Vorstellungen, das Wort dagegen, als der Ausdruck der allgemeinen Vorstellungen, bedeutet immer ein ganzes System von homologen Reihen. Ihren wertvollen Inhalt verdankt unsere Sprache jener Bestimmungsmöglichkeit, in welchem Maße das System der homologen Reihen sich hinter den Worten ausgebildet hat.

Die vollkommenere Ausbildung der Homologie ist auch ein sehr wertvoller Faktor der Begriffsbildung, weil die Bildung oder Vorstellung neuer, nicht wahrgenommener Glieder nur durch

Unterstützung sich stufenweise entwickelnder und viele Glieder enthaltender homologer Faktoren möglich ist.

Die heterogenen Elemente des Vorstellungsinhaltes bilden das Gerippe oder den Rückgrat des Vorstellungssystemes, deren Vielfältigkeit vom Gesichtspunkte des aktiven geistigen Lebens des Menschen ebenfalls einen großen Wert bedeutet; den wahren Inhalt bildet aber dennoch die vollkommene Entwicklung der homologen Glieder, durch welche wir die Vielartigkeit der zur Erkenntnis nötigen Vorstellungselemente kennen lernen können. Die Wiederholung oder der hohe Entwicklungsgrad der homologen Elemente beeinflußt auch durch Sicherung der Resonanzmöglichkeiten die Erinnerungsprozesse sehr günstig.

Die Blindheit beschränkt stark die Entwicklung der heterogenen Vorstellungselemente und der Mangel, welchen die Verminderung der gelegentlichen Wahrnehmungsmöglichkeiten infolge Verlustes der Sehkraft verursacht, kann nur durch ein zielbewußtes Erziehungssystem, demnach durch eine bewußt ausgebaute Erziehung ersetzt werden. Ohne diese Absichtlichkeit und Systematik werden die Vorstellungen der, einer Anstaltserziehung nicht teilhaft gewordenen, blinden Kinder oder Erwachsenen sehr unentwickelt und lückenhaft sein.

An die in die Anstalt aufgenommenen blinden Kinder und an die in der Schule der jugendlichen Blinden befindlichen und der Schulung noch nicht teilhaftig gewordenen jungen Blinden, richtete ich Jahre hindurch die Frage, welche Tiere und Pflanzen ihnen bekannt seien. Die Antwort war sehr überraschend, da sie so zahlreicher Tiere und Pflanzen Erwähnung taten, daß auch sehende Kinder und Jugendliche deren nicht mehr kennen können. Als ich sie dann darüber ausfragte, ob sie die aufgezählten Tiere oder Pflanzen wohl auch gesehen oder befühlt haben, stellte sich heraus, daß sie deren größten Teil nicht wahrgenommen hatten, sondern entweder von ihnen bloß sprechen hörten, oder nur die Blumen, Blätter oder Früchte der Pflanzen wahrgenommen haben. Sehr gering war dagegen die Zahl jener Tiere und Pflanzen, von denen festzustellen war, daß sie in ihrer, die Vorstellung vollkommen determinierenden Form in ihrer Seele leben.

Jene spärlichen heterogenen Elemente, welche aus dem Kreise der Tiere und Pflanzen mit solcher Wertung festzustellen waren, repräsentieren vom Gesichtspunkte der Homogenität ebenfalls einen sehr verschiedenen Wert, denn ich fand z. B. solche, in deren Hand der Sperling nur ein einziges Mal sich befand, solche hingegen fand ich nur wenige, welche dasselbe Tier und die gleiche Pflanze in verschiedenen Stellungen und mehrere Male sinnlich wahrgenommen hätten.

Je tiefer ich gelegentlich dieser Untersuchungen auf der Linie irgendeines Systemes in der Richtung der niedrigeren Begriffe hinabstieg, um so mehr machte ich die Erfahrung, daß die zu den betreffenden Begriffen des Systems gehörenden homologen Glieder in sehr mangelhafter Weise in den Reihen der Vorstellungen der Blinden Platz nehmen. Ich konnte z. B. nicht nur die, zu der Gruppe der Singvögel gehörenden homologen Glieder nicht finden, sondern es waren auch die Glieder der zum Systembegriff des Vogels gehörenden homologen Reihe sehr mangelhaft vertreten. Auch bei den einfachsten Möbelstücken, wie z. B. Tisch, Sessel, Kasten, Bett usw. begegnete ich nur sehr wenigen Varietäten. Aber nicht bloß die Homologie der einfachen Gegenstandsvorstellungen war mangelhaft, sondern auch die Glieder der Vorstellung der Möbel waren sehr lückenhaft. Die blinden Kinder können es sehr schön hersagen, daß Möbel jene Gegenstände genannt werden, welche in den Wohnungen zum Gebrauche der Menschen sich befinden, als ich aber den Inhalt der hinter dem Wort „Möbel" sich befindenden Vorstellungen zum Gegenstand der Untersuchung machte, konnte ich nur die Vorstellungen einzelner Möbelstücke feststellen.

Die mangelhafte Entwicklung der homologen Glieder wird nebst der Beschränktheit der zufälligen und gelegentlichen Wahrnehmung, durch den Mangel des Hinweises auf die Unterschiede verursacht. Bei den Blinden ist nämlich das simultane Zurgeltunggelangen der Übereinstimmung der Formen stark eingeschränkt. Dies würde ermöglicht hauptsächlich durch das Sehorgan. Die gelegentliche Wahrnehmung der Formen, die Wahrnehmung und das, möglichst simultane Zurgeltungkommen der Ähnlichkeiten und Verschiedenheiten ist der wichtigste Faktor der Entwicklung der homologen Vorstellungsglieder.

Die familiäre Erziehung beschränkt zumeist die Erkennungsmöglichkeiten, ja sogar auch die Erziehungsanstalten der Blinden sind nicht so eingerichtet, daß die Entwicklung der homologen Vorstellungsglieder, selbst bei den einfachsten Gegenständen, gesichert wäre. Denn jene Einrichtung, daß in den Blindenanstalten die Möbel und die anderen Einrichtungsgegenstände alle gleichförmig sind, macht die Entwicklung der Vorstellungen ganz einseitig, die Erkennung der Formen eintönig und wirkt stark hemmend auf die Entwicklung der Homologie. Das blinde Kind ist genötigt, in der Anstalt immer gleichförmige Sessel, Tische, Gläser, Teller usw. wahrzunehmen und findet bei dieser großen Einförmigkeit nur sehr wenig Gelegenheit dazu, von einer größeren Menge der Formenvarietäten Kenntnis zu erhalten.

Mit der mangelhaften Entwicklung der homologen Vorstellungsreihen erkläre ich die Tatsache, daß sich die blinden Kinder gelegentlich einer Wahrnehmung ziemlich passiv verhalten. Vergleiche anstellen können sie nicht und denken erst daran, wenn man ihre Aufmerksamkeit besonders darauf hinlenkt. Neue Formenzusammensetzungen zu bereiten sind sie nicht imstande, es fehlt ihnen das Material hierzu. Ihre Vorstellungen werden nicht durch Identität oder Ähnlichkeit der Formen verknüpft und nicht durch Wahrnehmung von Unterschieden voneinander getrennt. Dieser Umstand beeinflußt ihr ganzes Wesen und auch dies ist ein Grund dafür, daß mehrere unter den, mit der Psychologie der Blinden sich befassenden Fachmännern auch heute noch von einer besonderen Psyche der Blinden sprechen, auf deren Basis sie die Möglichkeit einer selbständigen Blindenpsychologie behaupten und so die Blinden als eine, von den normalen Menschen ganz verschiedene Gruppe zu betrachten wünschen.

Tatsache ist dagegen, daß weder von einer selbständigen Blindenpsychologie gesprochen werden kann, noch ist es zweckmäßig, die Blinden von den Normalen ganz abzusondern und sie vom Gesichtspunkte der Geistesfähigkeit in eine selbständige Gruppe einzuteilen. Zwischen dem blinden und dem sehenden Menschen bestehen nur Entwicklungsunterschiede, besonders in den Kinderjahren. Diese Unterschiede können durch psychologische Versuche leicht genug festgestellt und durch bewußte heilende Erziehung zum großen Teile ausgeglichen werden. Wenn die Heilpädagogik den Blinden neue Entwicklungsmöglichkeiten sichern kann, dann können wir auch die Entwicklung des Seelenlebens und so auch der Vorstellungen der Blinden dem normalen Werte so nahe bringen, daß wir von praktisch bedeutsamen Unterschieden fast nur bei dem Seelenleben der ohne diese Entwicklungsmöglichkeiten aufwachsenden Blinden sprechen können.

Der Standpunkt der Experimentalpsychologie ist, daß der Inhalt der sekundären, individuellen Vorstellungen von der Gesamtheit der homologen primären Vorstellungen gebildet wird.

In dieser Summierung schmelzen die homogenen Elemente zusammen, die heterogenen dagegen werden selbständig. Dies angenommen, können wir uns auf den Standpunkt stellen, daß die Blinden, ohne zweckentsprechend ausgebaute heilende Erziehung, primäre individuelle Vorstellungen nur in sehr beschränktem, sekundäre individuelle Vorstellungen aber in noch beschränkterem Maße zu erwerben vermögen; allgemeine Vorstellungen werden aber ohne systematische Erziehung gleichfalls nur in sehr beschränktem Werte gebildet und diese werden eher einen individuellen Wert beibehalten.

Nach der experimentellen Psychologie ist die sekundäre individuelle Vorstellung die vereinigte Erscheinung der, durch Übung sich erneuernden Anschauung irgendeiner speziellen Person, eines Individuums oder Gegenstandes; die allgemeine Vorstellung dagegen ist die zusammenfassende Erscheinung der mit irgendeiner Person oder einem Gegenstand verwandten Anschauungen und deren sämtlichen Erneuerungen in unserem Geiste. Solche allgemeine Vorstellungen begleiten meistens, als dunkler Hintergrund, unsere Worte, wenn wir nachdenken oder sprechen. Sobald wir jedoch eine derartige Vorstellung fixieren, in Augenschein nehmen wollen, zeigt sich sofort die Neigung zum Auseinanderfallen in ihre Elemente.

Nach der allgemeinen Psychologie bildet sich die Vorstellung immer auf der Basis einer Anschauung aus, man pflegt sie deshalb eine Kopie, eine Reproduktion der Anschauung zu nennen, wie man die Photographie eines Gemäldes die Reproduktion des Gemäldes nennt. Die eingehendere Analyse zeigt aber, daß die Vorstellung, im strengen Sinne, keinesfalls als Reproduktion, als unveränderte Wiederholung des Anschauungsinhaltes angesehen werden kann; wenn wir sagen, daß eine ältere Anschauung oder Vorstellung neu auftaucht, kann das nur soviel bedeuten, daß dieselbe abermals mit ähnlichem, jedoch nicht mit identischem Inhalt zustande kommt, derart, daß, genau gesprochen, statt des Wortes Reproduktion das Wort Produktion gebraucht werden sollte. Wie sich aber auch der Inhalt der Anschauung in der Vorstellung umgestaltet und in wie stark wechselnder Kombination auch in ihr die Elemente des Inhaltes der Vorstellung auftreten mögen: niemals können unsere Vorstellungen ein anschauliches Sinneselement enthalten, daß wir nicht schon vorher in der Empfindung, in der Anschauung durchlebt hätten.

In der natürlichen Entwicklung der Vorstellungen fällt also, im Sinne beider Standpunkte, der Anschauung und der in der Vergangenheit erworbenen Erfahrung die leitende Rolle zu; ohne der gegenseitigen Einwirkung der mittels der Anschauungen erworbenen individuellen Vorstellungen aufeinander, kann sich demnach auch die höchstwertige Gruppe der Vorstellungen, die allgemeine Vorstellung nicht ausbilden. Der Weg der natürlichen Entwicklung führt von der Wahrnehmung über die Anschauung, über die primäre und die sekundäre individuelle Vorstellung zur allgemeinen Vorstellung, deren Inhalt durch die Qualität, Quantität, Stärke und Variation der Teilvorstellungen bestimmt wird.

Die Tatsache, daß das blinde Kind in seiner Sprache systematisch dieselben Worte gebraucht, welche das sehende Kind zu benützen pflegt, beweist noch nicht, daß es in seinem Geiste auch über einen allgemeinen, hinter seinen Worten aus Sinneselementen aufgebauten Vorstellungsinhalt verfügt.

In seiner Rede finden wir in großer Anzahl solche Wörter, von deren wahrnehmbaren Inhalt es ein Anschauungsbild sich nicht nur nicht verschaffte, sondern wegen seiner Blindheit auch nicht verschaffen konnte. Und obwohl wir in seiner Rede, bezüglich des Gebrauches der Hauptwörter, Zeitwörter und Eigenschaftswörter Fehler kaum finden, können wir — wenn wir die Wörter hinsichtlich ihres Inhaltes untersuchen — die Erfahrung machen, daß hinter den Wörtern, die allgemeine Vorstellungen bedeuten, entweder ein Element Platz nimmt, das niemals, oder ein solches, das nur einmal, oder aber nur sehr wenigemal wahrgenommen wurde. Der sachliche Inhalt seiner Rede erinnert uns insbesondere an die Anfangszeit der Sprachentwicklung des sehenden Kindes.

Diese Mangelhaftigkeiten ihrer Sprache können die Blinden ziemlich vollkommen verschleiern, und im Laien erregt die Sicherheit ihrer Rede den Anschein, als ob sie von alldem, worüber sie reden, auch über entsprechende Vorstellungen verfügen würden.

Bei meinen Untersuchungen trachtete ich auch darüber Aufklärung zu erlangen, ob die Blinden die Worte, welche ohne Sehkraft nicht wahrnehmbare Inhalte ausdrücken, gebrauchen, und wenn sie jene gebrauchen, ob sie dieselben in ihrer Rede richtig anzuwenden wissen. Zu diesem Zwecke stellte ich aus dem Bereiche der Farben 10 Reizworte zusammen, und zwar: schwarz, rot, grün, lila, bunt, weiß, gelb, blau, grau, gestreift. Auf diese

Reizworte erhielt ich von unter 5 Jahren erblindeten, oder blindgeborenen Kindern und Erwachsenen überraschend richtige Antworten. Z. B. Reizwort: „schwarz", Antwort: weiß, Nacht, Haar, Erde, Kleid, Pferd, Käfer, Henne, dunkel usw. Unrichtige Antworten: Pfau, grün, Haus, rot usw. Reizwort: „bunt", richtige Antworten: buntes Kleid, Wäsche, Katze, Hund, Gans, vielfarbig, Wand, färbig, Ei. Unrichtige Antworten: schwarz, gelb, Puppe, rot, blau, Wagen, schlank usw. Die aufgezählten richtigen Antworten sind infolge Hörens und Gebrauches der Sprache eingeübte Wortverbindungen und ihre richtige Anwendung bedeutet ganz und gar nicht, daß sich die Blinden mittels der Wahrnehmungen von dem Sinn der in den richtigen Antworten gebrauchten Wörter, oder aber von ihrem inhaltlichen Zusammenhang mit dem Reizwort überzeugen hätten können. Die gebildeteren unter den Blindgeborenen oder frühzeitig Erblindeten haben das drückende Gefühl dieser Mangelhaftigkeit ihrer Vorstellungen und sie geben diesem Gefühl auch oft Ausdruck. Scherer, der später erblindete Komponist, sagt diesbezüglich folgendes: „Die später Erblindeten haben richtige Vorstellungen und Anschauungen von allen Dingen und sie klagen deshalb so sehr über das Verlorene; bei den in ihrer Kindheit Erblindeten dagegen fällt bereits ein sehr großer Teil der Vorstellungen weg und sehr oft sind sie nur mit großer Mühe im Stande, der Wirklichkeit entsprechende Gegenstandsvorstellungen zu erwecken." (Scherer: Die Zukunft der Blinden.)

Kuntz sagt in „Eos" 1910 auf S. 246, daß die Vorstellungswelt des Blinden eine ganz andere ist, als jene des Sehenden, und er wies nach, daß das Fehlen des Sehorganes die übrigen 4 Sinnesorgane nicht nur nicht stärkt, sondern im Gegenteil, ihre Entwicklung hemmend beeinflußt. Selbst die ständige Übung ist nicht im Stande, die gesund gebliebenen Sinnesorgane auf das Niveau der Sinnesorgane des normalen Menschen emporzuheben.

Sowohl die aufgezählten, als auch sehr viele andere Daten beweisen, daß in der Sprache der Blinden nicht dem bewußten Gebrauche der, die natürlich entwickelten allgemeinen Vorstellungen ausdrückenden Wörter, sondern eher den, von den Sehenden erlernten, richtigen Werturteilen und dem, beim Sprechen und Lesen eingeübten, richtigen Wortgebrauche eine sehr große Wichtigkeit und Rolle zukommt. Bei ihnen genügt auch ein sehr kleiner Teil der im Wege der Sinneswahrnehmung erworbenen

Vorstellungselemente, damit der Blinde diese Vorstellungselemente mit den viel mehr bedeutenden Wörtern erfasse und in seiner Rede anscheinend bewußt anwende.

Ein besonders großer Mangel der Vorstellungsbildung der Blinden ist es auch, daß sie ihre, mit Hilfe ihres Tastorganes erworbenen Vorstellungen eben infolge des engen Wahrnehmungskreises dieses Organes, nur sehr selten wiederholt wahrnehmen können. Durch die häufige Wiederholung stärken sich die Vorstellungen der Sehenden in viel höherem Grade zum Nutzen des Gedächtnisses. Die Blinden haben wenig Gelegenheit zur Wahrnehmungswiederholung, und so verblassen die durch Betasten erworbenen Erinnerungsbilder der auch in ihren kleinen Einzelheiten erkannten Dinge bald und es resultieren viele Irrtümer.

Beim Unterricht der Naturgeschichte machte ich die Erfahrung, daß ihre Vorstellungen resp. Erinnerungsbilder von den Tieren und Pflanzen für das Gedächtnis sehr schnell wertlos wurden. Monate, ja sogar Wochen genügten dazu, daß sie die systematisch wahrgenommenen Pflanzen oder Tiere nicht mehr erkannten. Die Verwechslungsfälle sind auch bei den einfachsten Dingen sehr häufig. Das findet seine Ursache darin, daß die Blinden die meisten Pflanzen und Tiere ausschließlich in der Naturgeschichtstunde wahrnahmen und außer dieser Stunde zu gelegentlicher Wiederholung keine Gelegenheit fanden.

Als Zusammenfassung des Gesagten können wir feststellen, daß der größte Teil der Sachvorstellungen der, einer heilenden Erziehung nicht teilhaftig gewordenen blinden Kinder unsicher und mangelhaft ist. Die Ursache davon ist die außerordentlich geringe Anzahl der Wahrnehmungen. Außerdem kennen sie viel weniger Gegenstände, als die gleichaltrigen Sehenden, und innerhalb der Vorstellungen einzelner Gegenstände haben sich die verschiedenförmigen und verschieden-großen homologen Gegenstände sehr mangelhaft entwickelt.

Nach der allgemeinen Charakterisierung der Vorstellungen der Blinden, müssen wir auch auf die Frage Antwort geben, ob die im Dienste praktischer Ziele stehenden Vorstellungen ausschließlich in Verbindung der voneinander abgesonderten Funktion der einzelnen Sinnesorgane besprochen werden sollen, als Gesichts-, Gehörs- usw. Vorstellungen, oder aber in der Weise, wie die Gegenstände, Erscheinungen und Handlungen im Dienste der Erkennungs-

resp. Wiedererkennungstätigkeit auf die verschiedenen Sinnesorgane gleichzeitig einwirken?

Ich halte den Vorgang nicht für zweckentsprechend, daß wir die Vorstellungsbildungstätigkeit von dem Gesichtspunkte aus zum Gegenstand einer Untersuchung und Wertung machen, ob und inwiefern die Reize eines Sinnesorganes zur Geltung kommen. Denn für die praktische Pädagogie ist nicht das das Wichtige, daß wir mit dem, bei der Vorstellungsbildung beobachteten Funktionswert der Sinnesorgane bekannt werden, sondern ich halte es für viel wichtiger, daß wir sämtliche Wahrnehmungsmöglichkeiten des Individuums als einen einheitlichen Komplex betrachten und auf die Frage eine Antwort zu geben uns bestreben, ob der Mensch imstande ist, sich mit dieser einheitlichen Wahrnehmungsmöglichkeit eine Kenntnis der Außenwelt zu verschaffen, und in welchem Maße die so erworbenen Vorstellungen die Gegenstände, Handlungen oder Erscheinungen für die Erkenntnis oder das Wiedererkennen determinieren?

In meinen Erörterungen will ich deshalb nicht von besonderen Gesichts-, Gehörs-, Tast-, Geschmacks- und Geruchsvorstellungen reden, sondern ich werde im Interesse der praktischen Ziele besonders die sog. Grundvorstellungen, Vorstellungselemente besprechen.

Unter Grundvorstellungen, Vorstellungselementen verstehe ich jene Formelemente und Grunderscheinungen, ohne welche die determinierende Erkennung oder das Wiedererkennen der Gegenstände, Erscheinungen und Handlungen unmöglich ist. Nach den Grundvorstellungen will ich jene zusammengesetzten, höherwertigen Vorstellungskomplexe besprechen, deren Determinierung nur bei Kenntnis der Grundvorstellungen möglich ist. Diese zusammengesetzten oder höherwertigen Vorstellungen beabsichtige ich von dem Gesichtspunkte einer Untersuchung zu unterziehen, in welchem Maße die zu ihnen gehörenden Grundvorstellungen oder Vorstellungselemente zur Determinierung der Gegenstände oder Erscheinungen und Handlungen genügen und ob sie bei Ausschaltung des Sehens für die gemeinsame Funktion der vorhandenen Sinnesorgane als das Erkennen und Wiedererkennen sichernde Vorstellungselemente gelten können.

Ich werde die folgenden Grundvorstellungen besprechen:

a) Die Vorstellung des Sehens,

b) Die Vorstellung des Lichts,

c) Die Vorstellung der Farbe,

d) Die zur Erkennung der Größe und des Raumes nötigen Grundvorstellungen,

e) Die zur Erkennung der Formen nötigen Grundvorstellungen,

f) Die zur Erkennung der Richtung nötigen Grundvorstellungen,

g) Die Vorstellung von Entfernungen,

h) Die zur Ausführung und Erkennung der Bewegungsformen nötigen Grundvorstellungen,

i) Die zur Erkennung des Lebensalters nötigen Grundvorstellungen,

j) Die zur Erkennung der verschiedenen Gefühlszustände nötigen Grundvorstellungen,

k) Gehörsvorstellungen.

a) Die Vorstellung des Sehens

Die Blinden, und die mit den Blinden sich befassenden Fachmänner beschäftigen sich oft mit der Frage, ob die ausschließlich mit Hilfe des Sehens erwerbbaren Vorstellungen im Leben der Blinden praktisch verwertet werden können und auf welche Art die Verwertung geschehen kann?

Wenn wir uns mit dieser Frage beschäftigen wollen, gehen wir am zweckmäßigsten so vor, daß wir vorerst die Tatsache des Sehens selbst zum Gegenstand einer Untersuchung machen, von dem Gesichtspunkte, ob der Blinde imstande ist, sich von der Tatsache des Sehens eine entsprechende Vorstellung zu bilden, oder aber ob diese vielseitige Möglichkeit der Vorstellungsbildung auch als einheitliche Vorstellung in seinem Geiste nicht zur Geltung kommen kann. Eine ganze Literatur entstand über die Frage, ob sich die Blinden das Sehen vorstellen können, oder ob sie sich vom Lichte und von den Farben Vorstellungen bilden können. Das Resultat ist zum überwiegenden Teil ein negatives.

Vom Gesichtspunkte des Studiums der Vorstellungen der Blinden halte ich es weder für nötig, noch für zweckmäßig, daß der sich mit den Blinden befassende Psychologe auf diese praktisch doch nicht verwertbare Frage mehr Zeit verwende, als notwendig ist. Ich bin nämlich der Meinung, daß die Probleme des Sehens, des Lichtes und der Farben zwar spezielle Fragen der Phantasie der Blindgeborenen oder in der Kindheit erblindeten Individuen sein mögen, vom Gesichtspunkte der praktischen Ziele dürfte sie jedoch dieses Problem nur als eine Besonderheit interessieren. Dennoch halte ich es für nötig, vom Gesichtspunkte der Befriedigung der subjektiven Interessen der Blinden, mich auch mit dieser Frage zu befassen, da die Fragen des Sehens, des Lichtes, der Farben die Phantasie der Blinden ständig und stark beschäftigen, und so ihr, in dieser Sache eingenommener Standpunkt als Produkt ihrer Phantasie einen eigentümlichen und charakteristischen Teil ihres Seeleninhaltes bildet. Ohne Kenntnis derselben können wir uns kein treues Bild vom Seeleninhalt der Blinden verschaffen; die Erkennung dieses Seeleninhaltes der Blinden ist aber auch deshalb nötig, weil wir auf Grund der Kenntnis dieser vielen irrigen Phantasiebilder oder Vorstellungen imstande sein werden, sie in zweckmäßiger Richtung zu beeinflussen und ihre Seelenenergie zur Lösung nützlicherer Aufgaben zu lenken.

Die Frage ist demnach diese: ist der Blinde imstande, sich von der Tatsache des Sehens eine Vorstellung zu bilden? Kann er sich überhaupt den Hergang des Sehens vorstellen?

Bezüglich dieser Frage können wir sehr interessante Antworten erhalten. Insbesondere vertieft sich die deutsche Fachliteratur mit größter Ausführlichkeit in die Erörterung dieser Frage; eben darum will ich bevor ich meine eigenen Daten mitteile, die Stellungnahme der deutschen Literatur erörtern.

Gaedecke (Handbuch 1900) erhielt auf die Frage, wie sich die Blinden das Sehen vorstellen, die verschiedensten Antworten. „Einige meinen, daß das Sehen geschehe, indem alles licht und hell sei, beim Blinden sei alles dunkel; die anderen denken sich das Sehen so, daß dabei die Gegenstände auf große Entfernung schon erkannt werden, beim Blinden erst in der Nähe, dem tastenden Finger erreichbar; die dritten meinen, der Sehende reibe die Augen, und dann werden sie befähigt, die Dinge zu erkennen, ähnlich dem Vorgang, den viele Blinde mit ihren Fingerspitzen vornehmen, wenn dieselben kalt sind, oder längere Zeit aufmerksam gefühlt, oder gelesen haben.“

Wie schwer es für das blindgeborene Kind ist, sich selbst den Begriff des Sehens zu verschaffen, beweist jener Fall Bürklens, wo seine blindgeborene Schülerin den Zeitpunkt beschreibt, in welchem sie von ihrer Blindheit Kenntnis erhielt.

„Die Enthüllung, welche mir gemacht war und deren erster Eindruck so schwach gewesen, verfehlte nicht, bald einen merklichen Einfluß auf mein Dasein zu üben. Ich legte mir eine Menge Fragen über diesen neuen und unbekannten Zustand, den man mir beschrieben hatte, vor und suchte mir möglichst Rechenschaft darüber zu geben. Ich hatte, um meine Zweifel zu lösen, den Gedanken, einen seltsamen Versuch zu machen. Eines Morgens zog ich ein Kleid wieder an, das ich schon einige Zeit infolge der raschen Entwicklung, welche damals mein Wuchs von Monat zu Monat machte, nicht getragen hatte und zeigte mich so gekleidet plötzlich in der Tür des Wohnzimmers, worin sich meine Pflegerin an einem Fenster arbeitend, befand. Ich blieb horchend stehen. „Jesus, Luise!" sagte sie, „warum hast du denn dieses alte Kleid angezogen, das dir nur bis zu den Knien reicht?" Ich erwiderte bloß einige nichtssagende Worte und zog mich zurück. Ich erlangte hiermit die Überzeugung, daß Martha unmittelbar, ohne die Hand auf mich zu legen, hatte erkennen können, daß ich das zu kurze Kleid wieder angezogen hatte. Dies war mithin das Sehen. Ich wiederholte allmählich viele Dinge in meinem Gedächtnis, die von den Personen, welche mich umgaben, täglich auf dieselbe Weise gesehen werden mußten und die von ihnen auf andere Weise nicht erkannt werden. Ich begriff auf keine Art, wie das geschah, aber ich wurde zuletzt überzeugt. Und dies führte stufenweise eine vollständige Umwandlung in meinen Vorstellungen herbei. Ich gestand mir, es sei in der Tat zwischen mir und den anderen Menschen eine Verschiedenheit der Organisation von der größten Wichtigkeit vorhanden; während ich mit ihnen durch das Getast und das Gehör in Verkehr stehen konnte, standen sie mit mir durch einen unbekannten Sinn in Verbindung, der mich schon aus der Ferne gänzlich umfaßte, mir folgte, mich durchdrang und vom Aufstehen bis zum Schlafengehen gewissermaßen beherrschte. Welch sonderbare Macht, der ich wider meinen Willen unterworfen war, ohne sie meinerseits über irgend jemand ausüben zu können. Anfangs wurde ich dadurch beunruhigt und eingeschüchtert. Ich empfand darüber eine Art Eifersucht. Es erschien mir eine undurchdringliche Scheidewand sich zwischen der Gesellschaft und mir zu erheben. Ich fühlte mich unwillkürlich geneigt, mich wie ein besonderes Wesen zu betrachten, das sich gewissermaßen verbergen müsse, um zu leben."

Von meinen eigenen Versuchsdaten teile ich folgende mit:

Eine 50jährige, vorzüglich ausgebildete blinde Künstlerin, welche blind zur Welt kam und kein Lichtempfinden besitzt, gab mir auf meine Frage, wie sie sich das Sehen der sehenden Menschen vorstelle, folgende Antwort: „In bezug auf das Sehen hatte ich auch noch vor 4 Jahren keine Meinung. Vor 4 Jahren jedoch erfuhr ich auf suggestivem Wege, was das Sehen sei und kam darauf, was es bedeutet, blind zu sein. Auf suggestivem Wege zeigte man mir zwei Landschaftsbilder, das eine stellte einen Schneesturm dar, das andere eine Herbststimmung. Ach Gott! Wie schön war das! Nie liebte ich den Herbst, seither aber habe ich ihn liebgewonnen. Auch jetzt noch sehe ich vor mir diese zwei Bilder."

Auch der hier geschilderte Fall beweist, wie intensiv das Problem der Vorstellung des Sehens die einzelnen Gruppen der Blinden beschäftigt; sogar die Suggestion benützen sie dazu, um vom Sehen und von den sichtbaren Gegenständen gewisse Kenntnisse erwerben zu können. Wie aber aus der Schilderung ersichtlich und auch anläßlich meiner Unterredungen festgestellt werden konnte, hatte die betreffende Künstlerin vielmehr Stimmungsempfindungen, da sie das, im Wege der Suggestion Gesehene in seinen Einzelheiten zu beschreiben nicht vermochte.

Ein 28jähriges blindes Mädchen mit lebhafter Phantasie, welches mit 3 Jahren der Sehkraft verlustig wurde, gab auf die erwähnte Frage folgende Antwort: „Dies ist eine sehr verfängliche Frage, sogar für mich. Es fällt schwer, sie zu beantworten. Wie ich es lernte, so kann ich es ableiten, ich verstehe es aber nicht, weil ich nicht darin lebe. Als einfache Kenntnis nehme ich es an, ich kann es mir aber nicht vorstellen. Insbesondere verstehe ich nicht, was ein Gesichtszug ist. Überhaupt fehlt mir das Verständnis dafür, was es z. B. bedeutet: häßliche oder liebliche Gesichtszüge, auch verstehe ich nicht, was ein harmonisches Gesicht, ein angenehmes oder unangenehmes Gesicht sei. Über diese Dinge habe ich viel nachgedacht, konnte sie mir aber absolut nicht vorstellen." Der Wert und das Interessante dieser Antwort liegt besonders darin, daß sich das, in seinem 3. Lebensjahre erblindete, äußerst talentierte blinde Mädchen die Tatsache des Sehens überhaupt nicht vorstellen kann, sondern die, von den Sehenden ihr diesbezüglich erteilten Aufklärungen, im Vereine mit den, ihr unbegreiflichen Worten, einfach zur Kenntnis nimmt. Jener Teil ihrer Angaben, welcher sich auf die Mimik bezieht, verdient große Beachtung, denn er dient als Beweis dafür, daß sich der blinde Mensch nicht nur die Tatsache des Sehens nicht vorstellen kann, sondern auch die mit äußeren Bewegungen einhergehende Mimik nicht zu verstehen vermag.

Eine, mit 1½ Jahren erblindete, 26jährige Frau gab auf die an sie gerichtete Frage folgende Antwort: „Das Sehen der sehenden Leute stelle ich mir gar nicht vor. Ich kann es mir nicht vorstellen. Ich weiß, daß ihnen ihr Sehen behilflich ist, mir dagegen das Hören und Tasten, weiter habe ich aber darüber nicht nachgedacht."

Bei Erörterung dieser Frage könnte man sich auf eine ganze Menge von Angaben beziehen, aber auch die bereits zitierten Äußerungen beweisen zur Genüge, daß das Problem des Sehens die Blindgeborenen und in ihrer Kindheit Erblindeten oft genug beschäftigt. Wir können uns aber auch davon Überzeugung verschaffen, daß ein Teil der Blinden über das Problem, als etwas Unangenehmes, einfach hinweggleitet und diese Frage — besonders mit den Sehenden — nicht gern erörtert. Jene Blinden aber, welche sich mit der Frage des Vorstellens des Sehens befassen, stützen sich gewöhnlich auf die Angaben der Sehenden und können unvermittelt nur jene Tatsache erfahren, daß der Sehende die Gegenstände und Erscheinungen schon von der Ferne wahrnimmt, während der Blinde den größten Teil derselben nur im Wege unmittelbarer Wahrnehmung, durch Betasten wahrnehmen kann.

b) Die Vorstellung des Lichtes

Die Blindgeborenen oder jene unter den bis zum 5. Lebensjahre Erblindeten, welche noch Lichtempfindung besitzen, können sich von den verschiedenen Varietäten des Lichtes entsprechende Vorstellungen bilden. Der vollständig erblindete Mensch aber hat vom Lichte als dem Gegensatze der Finsternis, keine Erfahrung und kann auch keine haben. Es mögen wohl Fälle vorkommen, und es gibt auch deren welche, wo auch die über Lichtempfindung absolut nicht verfügenden Blinden den Unterschied zwischen vollständiger Finsternis und Licht mit Hilfe irgendeines Wirkungsunterschiedes empfinden können, dieses Empfinden kann jedoch nicht als Erkennung des Lichtes qualifiziert werden und noch weniger als Gesichtsvorstellung des Lichtes, sondern es kann eine Wahrnehmung der, mit dem Vorhandensein oder Fehlen des Lichtes verknüpften Reizunterschiede genannt werden. Der Blinde kann das Licht, als Ursache irgendeines Reizes, zwar wahrnehmen, wenn er aber erklären will, was es ist, was er empfindet, dann ist er schon genötigt Analogien zu gebrauchen, und vergleicht das

Licht mit der Glattheit, die Finsternis mit der Rauheit der Gegenstände.

J. KRIEGER sagt in seinem Werke „Unterricht, Bildung, Schicksal und Psychologie der Blinden" diesbezüglich, daß er diese Hilfsvorstellungen schon seit Jahren gebraucht, wenn man ihm jedoch plötzlich sagen würde, daß es viel besser wäre, wenn er sich diese umgekehrt vorstellen würde, würde er diese Hilfsvorstellungen leichten Herzens in den Winkel werfen und dies würde bei ihm gar kein Verlustempfinden hervorrufen, selbst dann nicht, wenn er sich die Dinge in ganz entgegengesetztem Sinne vorstellen müßte. Schon daraus ersehen wir, daß diese Hilfsvorstellungen oder Analogievorstellungen mit dem Vorstellungswert der erklärten Erscheinung oder des Gegenstandes in keinem Zusammenhang stehen und vornehmlich nur auf Grund der Angabe der Sehenden eingeübte Assoziationen sind.

Auf die Frage, wie die Blinden sich das Licht vorstellen: erhalten wir entweder überhaupt keine Antwort, oder aber lautet die Antwort so, daß wer kein Lichtempfinden besitzt und auch nicht besessen hat, der kann sich das Licht absolut nicht vorstellen.

c) Die Vorstellung der Farbe

Bei dem Wahrnehmen, sowie dem Erkennen der Gegenstände und der Erscheinungen kommt den Farben eine sehr große Bedeutung zu. Obwohl die Farbe in den meisten Fällen nicht zum Wesen des Gegenstandes oder der Erscheinung gehört, ist sie doch eine Eigenschaft, welche bei der Erkennung der Gegenstände und Erscheinungen sehr nützlich verwertet werden kann. Ich halte es deshalb für notwendig, bei der Erörterung der Vorstellungselemente uns auch mit der Frage zu befassen, ob sich die Blindgeborenen oder bis zu ihrem fünften Lebensjahre Erblindeten von den Farben entsprechende Vorstellungen oder Begriffe verschaffen können.

Von den vier übriggebliebenen Sinnesorganen ist es vornehmlich das Gehörorgan, mit dessen Hilfe die Blinden Empfindungen, Vorstellungen oder Begriffe über die Farben sich zu erwerben bestreben. Wir begegnen aber auch solchen Fällen, wo die Blinden die Tast- und Geruchsreize, auf Grund der Angaben der Sehenden ebenfalls dazu zu gebrauchen pflegen, um mit deren Hilfe in das mannigfaltige Reich der Farben irgendeinen matten Einblick gewinnen zu können. Es ist dies ein Kampf gegen die ewige Finsternis; die im Wege der Vergleichung gewonnenen Empfindungen können den Blinden auch viel Trost bieten, ohne Sehen können jedoch die Farben niemals zum seelischen Eigentum des blinden Menschen werden, noch weniger zum aktiven Faktor seines Denkens.

Johann Knie — ein hervorragender blinder Mann und Vorkämpfer der Sache der deutschen Blinden — sagt bezüglich der Farbenvorstellungen folgendes: Mein Sehorgan ist dermaßen zerstört, daß ich weder den Glanz der Sonne, noch das Leuchten des Blitzes, noch das Licht des Feuers unterscheiden kann. Dennoch verfügt, infolge meiner vielseitigen und ruhigen Beobachtungen, jeder Nerv meines Organismus, insbesondere aber meines Gesichtes, über eine gewisse Lichtvorstellung, so, daß ich, obwohl nur matt, Abstufungen wahrnehmen kann zwischen der vollständigen Finsternis, der sternlosen Nacht und dem ganz hellen Tag, oder dem vollen Sonnenlicht. Wenn ich in den Sonnenschein trete, ist es nicht bloß die Wärme, welche auf mich wohltuend einwirkt, sondern es ist dabei eine eigentümliche Helligkeit, welche mich umgibt, welche meine innere Anschauung mit verschiedenen Bildern ausfüllt. Das gerade Gegenteil hiervon geschieht dann, wenn ich in die Finsternis der Nacht trete, wenn dies meine Seele mit einer Fülle von Schatten anfüllt, abgesehen von der, dem Ohre sehr auffälligen nächtlichen Ruhe und von dem, mit dem Lärm der Natur gesättigten Tageszustand.“

Diese Angabe scheint die Annahme zu bestätigen, als ob die Blinden zwischen dem vollen Sonnenlicht und der totalen Finsternis nicht nur die Gegensätze wahrnehmen könnten, sondern auch feinere Abstufungsunterschiede zu fühlen imstande wären. Wahrscheinlich ist jedoch, daß die Retina und die Sehnerven des zerstörten Auges von Johann Knie unversehrt waren und er infolge dessen noch eine gewisse Lichtempfindung besaß, denn nur so könnten wir es verstehen, daß er zwischen den verschieden starken Lichtwirkungen Unterscheidungen machen konnte. Dazu sind die, über Lichtempfindung absolut nicht verfügenden Blinden nicht imstande, ausgenommen, wenn sie gleichzeitig auch ihre Tast-, Gehör- usw. Organe in Anspruch nehmen.

Dies trifft besonders da zu, wo es sich um die Unterscheidung der Farben, oder um die Erwerbung der Farbenvorstellungen handelt. Von den Farben können selbst jene Blinde keine Vorstellung haben, welche übrigens eine geringe Lichtempfindung besitzen. Dennoch bestreben sich viele unter den Blinden, die

Farben mit Hilfe von Ersatz- oder analogen Vorstellungen begreiflich und verständlich zu machen. Die Tatsache der Verwendung von Ersatzvorstellungen ist besonders durch jenen Umstand erklärlich, daß die von den Sehenden in Verbindung mit den Farben verlautbarten Werturteile, die Blinden in der Richtung beeinflussen, die verschiedenen Abstufungen der durch die Schall-, Tast-, Geschmacks- und Geruchsreize hervorgerufenen Empfindungen und Gefühlszustände mit den Farben zu vergleichen.

Die Blinden wissen z. B. sehr gut, daß die Sehenden den verschiedenen Gefühls- oder Stimmungszuständen auch durch äußere Zeichen Ausdruck verleihen können, so u. a. die Trauer mit schwarzen Kleidern, die Freude mit roten oder anderen lebhaften Farben ausdrücken; die Blinden hören es oft, daß bei den Sehenden grün die Farbe der Hoffnung, gelb jene des Neides, weiß die der Unschuld ist, usw. Unter solchen Umständen gewöhnen sich die Blinden daran, daß bei den Sehenden den verschiedenen Empfindungen und Gefühlen verschiedene Farben entsprechen und so entsteht auch in ihrer Seele ein innerer Zusammenhang zwischen den die Stimmungen ausdrückenden Wörtern und den die Farben bezeichnenden Ausdrücken. Diese Verbindung pflegt eine solche starke und sichere zu sein, daß viele Blinde sich glauben machen, daß die Farbe und das durch sie ausgedrückte Symbol gleichwertige oder identische Faktoren sind. Da aber bei ihnen mit den verschiedenen Stimmungszuständen verschiedene Gehör-, Tast-, Geschmacks- und Geruchsfälle sich verbinden, bestreben sie sich, die den Stimmungen künstlich angefügten Farben durch dem Stimmungszustand entsprechende Gefühle zu ergänzen oder zu ersetzen. Dies ist der Grund dafür, daß sie sich die Farben nach der Analogie der Töne, der Namen, der Gerüche, der Tasteindrücke und der Geschmäcke vorstellen oder nutzbar machen wollen. Wenn sie wüßten, wie locker die Verbindung dieser ergänzenden oder analogen Vorstellungen mit den Farben ist, wie wertlos diese Verbindungen hinsichtlich der Entstehung der Farbenvorstellung sind, wie sie das Erkennen und Wiedererkennen der Gegenstände und Erscheinungen ganz und gar nicht fördern, dann würde diese Frage in der bereits erwähnten Form im Leben der Blinden sehr bald der Vergangenheit angehören.

Trotzdem ist es nötig, daß diese Frage der ergänzenden und analogen Vorstellungen, auch in dieser Form, auf der Tagesordnung bleibe, nicht nur, weil dieses vergleichende Vorstellen besonders den gebildeteren Blinden sehr viele und unangenehme Probleme aufgibt, sondern weil es sich auch als ein sehr gutes Erziehungsmittel zur Linderung des Minderwertigkeitsgefühles, sozusagen als ein Narkotikum, erwiesen hat. Die Blinden setzen nämlich an die Stelle der Farben die Bilder ihrer Phantasie und sprechen von diesen auch mit anderen gern, auch schon deshalb, weil sie genau wissen, daß viele unter den Sehenden dieser Frage große Bedeutung und viel Wert beimessen.

Nach POETSCH, einem im 3. Lebensjahre erblindeten Mann ruhen die Farbenvorstellungen bei dem Blinden ebenso wie bei dem Sehenden auf Assoziationen, und schließen sich teils Gehörs-, teils Tasteindrücken an. Die kalte menschliche Stimme mit abweisender Färbung erscheint ihm weiß, ebenso entstehen in ihm weiße oder zumindest hellfärbige Gefühle beim Anfassen kalter, glatter Gegenstände. Dasselbe ist der Fall bei gewissen Papiersorten und bei Leinwand. Gelb wirkt dagegen in Verbindung mit den Gehörs- und Tastempfindungen wie etwas unangenehm Grelles. Das Dunkelgrüne erkennt er an den aufreizenden, aufregenden Eindrücken, und zwar deshalb, weil er in seinem 4. Lebensjahre eine grüne Brille tragen mußte, wogegen er sich lebhaft wehrte. Seither erregt in ihm jeder Eindruck, welcher die Tastnerven beunruhigt, wie z. B. Plüsch, Sammt, die Vorstellung des Grünen. Die Stimme einer Magd, welche ihm immer von Geistern erzählte, erscheint ihm intensiv schwarz.

Auch aus diesem Gedankengange ersehen wir, daß POETSCH die physischen Wirkungen der Farben und ihr Zurgeltungkommen durch das Sehorgan durch an die Farben sich anschließende Empfindungen und Gefühle zu substituieren trachtet; er denkt nicht daran, daß sich sogar bei den sehenden Menschen verschiedene Werte der Stimmungszustände an die Farben anknüpfen (siehe EMMA RITOÓKS diesbezügliche Untersuchungen).

Die sog. farbenhörenden Blinden entwickeln diese irrige Auffassung noch weiter dadurch, daß sie dem Hörorgan nicht nur eine Fähigkeit zum Hören, sondern auch eine Fähigkeit zum Vermitteln von Farbenempfindungen zuschreiben. Es ist ihre subjektive Überzeugung, daß das Ohr zweierlei Empfindungen vermittelt: in erster Reihe Gehör-, als primäre und in zweiter Reihe Farbenwahrnehmungen, als sekundäre Empfindungen. Ihnen zufolge ist eine solche sekundäre Farbenempfindung der primären Hörempfindung beigeordnet. Solche sekundäre Farbenwahrnehmungen nennen sie

Photismen. In Verbindung mit dieser Bemerkung erwähnt Voss zwei farbenhörende Kinder, und zwar ein 12jähriges Mädchen, welches vollständig blind zur Welt kam, und einen 13jährigen Knaben, welcher im 8. Lebensjahre erblindete. Diese Kinder verknüpften mit jeder Person ein- oder zweifarbige Photismen. Diese Photismen waren jedoch mit dem Charakter der betreffenden Person in gar keiner Verbindung, weder mit den körperlichen, noch mit den seelischen Eigenschaften. So hatten sie eigentlich mit den Personen nichts gemein und waren bloß von deren Vor- und Zunamen abhängig.

Die Tatsache, daß die Vorstellung der Farben mit Hilfe von Ersatzvorstellungen von rein subjektivem Werte ist, wird auch durch ein anderes Beispiel bewiesen. Ein im 5. Lebensjahr erblindeter Knabe, welcher sich mit Gartenarbeiten beschäftigte, determinierte die Farben der Blumen mit großer Bestimmtheit, jedoch ganz falsch. Von dieser Vorstellung war er absolut nicht abzubringen, denn er stellt, wie er sagte, die Farben der Blumen, infolge eines undefinierbaren Instinktes, aus ihrem Dufte und dem eigentümlichen Klang ihrer Namen zusammen.

In Bezug des Zurgeltunggelangens der Farben und Lichtwirkungen machte ein blindgeborener Kollege eine sehr wertvolle Äußerung. Nach ihm ist das Licht etwas „Phänomenales, Verblüffendes, man kann es gar nicht beschreiben". Dann fährt er fort: „Vorstellungen und Begriffe von den farbigen, von den gesehenen Dingen habe ich nicht, wenn ich daher solche Beschreibungen lese, langweilen sie mich. Nun versuchte ich das, wovon ich im Wege meiner Sinnesorgane Kenntnis zu erlangen nicht imstande bin, durch meine Phantasie zu erweitern. Das Weiße denke ich mir als irgendein Nichts, als etwas Durchsichtiges, erklären kann ich es aber nicht. Es ist gerade so, als ob man einen Tauben fragen würde, wie es sich mit seinen Gehöreindrücken verhält? Ich las wissenschaftliche Werke über das Sehen, da ich dieselben aber absolut nicht verstehe, blieben sie mir auch nicht im Gedächtnisse. Meiner Meinung nach ist die Kenntniserwerbung oder Auffassung des Sehenden konzentriert, der Blinde dagegen ist nur nach langer Zeit imstande das zu erfassen, was der Sehende auf einmal konzentriert wahrnehmen kann. Indem aber der Sehende etwas sofort auffaßt, denke ich, daß sein Gehirn gar nicht imstande ist, es zu verdauen; es muß seinen Organismus sehr ermüden. Dies ist die Ursache des frühen Alterns der Sehenden. Ich stelle mir die

Sache so vor, daß der Sehende fortwährend dagegen ankämpft, daß er durch das Sehen anderer unter die Macht seiner Umgebung gelange und dies ihn schließlich zermürbe.“

In dieser gutdurchdachten, interessanten und bemerkenswerten Antwort widerspiegelt sich deutlich die Tatsache, wie klar im Geiste dieses hervorragend befähigten Pädagogen der Hergang des Sehens und das psychische Zurgeltunggelangen der Einwirkung der Außenwelt lebt. In seiner Antwort bringt er nicht nur in bestimmter Form zum Ausdruck, daß die Blindgeborenen oder sehr frühzeitig Erblindeten von den sichtbaren Dingen weder Begriff, noch Vorstellung haben können, sondern sehr bemerkenswert und charakteristisch ist auch das feine Gefühl, mit welchem er den, mit dem Verlust der Sehkraft einhergehenden großen Schaden zu werten bestrebt ist. Für sehr wertvoll halte ich in seiner Äußerung auch jene richtige Erkenntnis, mit welcher er des Unterschiedes zwischen der Wahrnehmung, Anschauung des sehenden und blinden Menschen gewahr wird. Er erkennt den, zwischen der simultanen und sukzessiven Wahrnehmungstätigkeit vorhandenen Unterschied und kann ihn auch bei der Kenntniserwerbung der sehenden und blinden Menschen zweckmäßig anwenden. Dem ist auch so, denn der sehende Mensch verschafft sich den überwiegenden Teil seiner Vorstellungen simultan, der Blinde dagegen auf der Basis sukzessiver Anschauung. Sehr charakteristisch ist jener Teil seiner Äußerung, wo er die simultane Anschauung als sehr schwer und den Geist stark belastend qualifiziert. Ohne Kenntnis des Sehens ist er nämlich nicht imstande, die Tatsache zu erfassen, daß das simultane Erkennen die, mit der Anschauung verknüpfte Vorstellungsbildungstätigkeit nicht nur nicht erschwert, sondern eher noch erleichtert. Diese Meinung halte ich auch für natürlich, denn ein Mensch, welcher nie gesehen hat, kann sich nicht nur die sichtbaren Dinge nicht vorstellen, sondern kann mit seinem, an die Wahrnehmung kleiner Details gewöhntem Geiste auch nicht erfassen, was es bedeutet, wenn ein größerer Gegenstand oder eine Landschaft auf einmal auf uns einwirkt. Für ihn ist es schon eine große Aufgabe, wenn er sich von einem möblierten Zimmer ein einheitliches Bild gestalten soll; denn auch die stückweise Vorstellung der aus Teilen zusammengesetzten Möbel bedeutet für ihn, eben infolge seiner sukzessiven Wahrnehmung, eine schwere Aufgabe. Wenn schon die Vorstellung der einzelnen Möbelstücke so schwer ist, in welch hohem Maße wird dann die zur Vorstellung des Zimmers nötige Geistestätigkeit durch jene Tatsache erschwert, daß er die, aus Teilen aufgebauten Möbel im Raume aufgestellt, als Ganzes sich vorstellen muß. Dies ist der Grund dafür, daß bei den Blinden eben infolge der sukzessiven Vorstellungstätigkeit eine starke Tendenz zum Auseinanderfallen der höheren Vorstellungseinheiten besteht und so erfordert die, dieses Auseinanderfallen verhindernde Geistesarbeit selbst schon eine ziemliche Tätigkeit. Wie sehr aber die Vorstellungsbildung und das Vorstellen im Wege der simultan erfaßten und auf größere Räume der Umgebung verteilten Reize durch die Tatsache der simultanen Erkennung erleichtert wird, dies zu verstehen ist der blinde Mensch nicht imstande.

Ich war auch darauf neugierig, wie er es begründet, daß der Sehende früher altert, als der Blinde? Auf diese Frage erhielt ich folgende Erklärung: Der sehende Mensch ist genötigt mit Hilfe seines Sehorganes ständig die auf ihn einwirkenden Eindrücke aufzufangen. Täglich muß er sehr viele Stimmungen, Bilder, Schönes und Häßliches, Gutes und Schlechtes sehen und da sich die Einwirkungen der äußeren Eindrücke auf dem Antlitz des sehenden Menschen bei jeder einzelnen Gelegenheit abbilden, verbleiben die Spuren dieser öftern Widerspiegelung in mannigfaltigen Formen auf seinem Antlitz. Dies verursacht, daß sein Antlitz früher altert, als das des blinden Menschen, dessen Eindrücke auf dem Antlitz nicht sichtbar sind, weil er sich diese Erscheinung gar nicht vorstellen kann. So bleibt sein Antlitz glatt und jugendlich. Zu dieser Erfahrung gelangte er, indem die Sehenden an ihn oft die Frage richteten: was die Ursache dessen sein mag, daß die Blinden die jugendlichen Züge ihres Antlitzes so lange bewahren?

Ein mit 1½ Jahren erblindetes und gegenwärtig 26jähriges Mädchen sagte bezüglich der Vorstellung der Farben folgendes: „Die Farbe ist, meiner Meinung nach, etwas derartiges, was ich mir gar nicht vorstellen kann, darum kann ich sie auch mit nichts vergleichen."

In gleicher Weise äußerten sich auch viele andere blinde Mädchen.

Allgemein genommen ist meine Erfahrung, daß die Blinden sich gern mit dem Problem der Farben beschäftigen, aber die Vorstellung der Farben, analog jener des Schalles, oder die Verknüpfung der Töne und der sonstigen Sinneseindrücke mit den die Farben bezeichnenden Worten sind vornehmlich Probleme der stark suggestibilen, intelligenteren, mit lebhafter Phantasie ausgestatteten blinden Individuen.

Die Fälle der Vorstellung der Farben hat Bürklen in folgender Tabelle zusammengefaßt:

Die der roten Farbe entsprechenden Gehörsvorstellungen

Trompete (nach Backo).
Trompete (nach Th. Heller).
Piccolo (nach Th. Heller).
Violine (nach Rennefeld).
Sept-Akkord D-dur (nach Th. Heller).
Fis-Dur-Akkord (nach Th. Heller).
Quart-Sext-Akkord (nach Th. Heller).

Rote Farbe als Tastempfindung:

Der Eindruck, welchen die Zähne einer Säge hervorbringen (nach Moyes).

Rosafarbiges Hören:

Altstimme (nach Hauptvogel).
Kinderstimme (nach Poetsch).

Gelbes Hören:

Flöte (nach Backo).
Flöte (nach Th. Heller).
Klarinette (nach Hauptvogel).
Klarinette (nach Th. Heller).
Horn (nach Rennefeld).
Sext-Akkord A-dur (nach Th. Heller).
Quart-Sext-Akkord C-dur (nach Th. Heller).
Sept-Akkord B-dur (nach Th. Heller).
Grelle Frauenstimme (nach Poetsch).

Rosafarbige Tastempfindung:

Durchbrochener Stoff (nach Poetsch).

Gelb als Tastempfindung:

Dürres Blatt (nach Krieger).

Braun als Hörempfindung:

Tenorstimme (nach Hauptvogel).
Verschwommene undeutliche Töne (nach Poetsch).

Braun als Tastempfindung:

Verschwommene undeutliche Empfindung.

Violett als Hörempfindung:

Cello (nach Th. Heller).

Sept-Akkord E-dur (nach TH. HELLER).
Dreiklang C-dur (nach TH. HELLER).

Grün als Hörempfindung:

Flöte (nach SCHERER).
Flöte (nach HAUPTVOGEL).
Flöte (nach TH. HELLER).
Klarinette (nach TH. HELLER).
Dreiklang G-dur (nach TH. HELLER).
Sext-Akkord C-dur (nach TH. HELLER).

Grün als Tastempfindung:

Glatte, polierte Fläche (nach MOYES).
Gemusterte Stoffe (nach POETSCH).
Saftiges Blatt (nach KRIEGER).

Blau als Hörempfindung:

Flöte (nach BACKO).
Orgel (nach SCHERER).
Waldhorn (nach HAUPTVOGEL).
Violine (nach TH. HELLER).
Viola (nach TH. HELLER).
Dreiklang E-dur (nach TH. HELLER).
Secund-Akkord F-dur (nach TH. HELLER).

Blaue Tastempfindungen:

Weiche Stoffe (nach POETSCH).
Puppenkleider (nach POETSCH).

Weiße Hörempfindungen:

Oboe (nach TH. HELLER).
Klavier (nach TH. HELLER).
Dreiklang C-dur (nach TH. HELLER).
Sept-Akkord (H-dur nach TH. HELLER).
Sopranstimmen (nach HAUPTVOGEL).
Kalte, abweisende Stimme (nach POETSCH).

Weiß als Tastempfindung:

Freier Platz (nach POETSCH).
Glätte (nach KRIEGER).

Hell als Hörempfindung:

Flöte (nach RENNEFELD).
Hohe Töne (nach BACKO).

Hell als Tastempfindung:

Kalte und glatte Tastflächen (nach Poetsch).

Dunkel als Hörempfindung:

Baßstimme (nach Rennefeld).

Tiefe Töne (nach Backo).

Dunkel als Tastempfindung:

Enge Gasse, überfülltes Zimmer (nach Poetsch).

Schwarz als Hörempfindung:

Posaune (nach Scherer).

Posaune (nach Th. Heller).

Kontrabaß (nach Th. Heller).

Dreiklang B-moll (nach Th. Heller).

Vermischter Sept-Akkord Cis-moll (nach Th. Heller).

Baßstimme (nach Hauptvogel).

Donner (nach Scherer).

Name: „schwarz" (nach Klein).

Stimme einer Magd, welche Gespenstergeschichten erzählte (nach Poetsch).

Schwarz als Tastempfindung:

Reinheit (nach Krieger).

Wie wir sehen, sind in dieser Zusammenstellung die den verschiedenen Farben entsprechenden Reize sehr oft durch dieselben Ersatzvorstellungen substituiert. Dadurch ist erwiesen, daß die Substituierung der Farben durch Ersatzvorstellungen stark subjektiv, oft gezwungen und auch individuell wechselnd ist und daß sie keine praktische Bedeutung hat.

Bei Erörterung der Ersatzvorstellungen können wir auch die sehr interessante Äußerung der blinden Taubstumme Helene Keller über diesen Gegenstand nicht unberücksichtigt lassen: „Gleichwie die Wurzeln in der dunkeln Tiefe doch Anteil nehmen an des Wipfels Freuden, den Sonnenschein, die milde Luft empfinden, vermöge der Alliebe der Natur — so besitze auch ich eine Anschauung von Dingen, die ich nicht sehen kann. Es scheint mir, als liege in jedem von uns die Fähigkeit, die Eindrücke und Empfindungen zu verstehen, die das Menschengeschlecht von Anfang an gehabt hat. Jedes Individuum besitzt eine unter der Schwelle des Bewußtseins verborgene Erinnerung an die grünende Erde und die murmelnden Gewässer und weder Blindheit, noch Taubheit kann es dieser von vergangenen Generationen herübergekommenen Gabe berauben."

Mit dieser Auffassung nimmt Helene Keller an, daß die Wirkungen der äußeren Reize, innerhalb des Lebens des Individuums nicht bloß als Empfindungen und Vorstellungen zur Geltung kommen, sondern im Leben der Familie und Rasse, in Verbindung mit der Vererbung, zurückgeleitet werden können von Generation zu Generation und sich fortwährend verstärkende Spuren unterhalb der Schwelle des Bewußtseins hinterlassen.

Wenn sich dies, in dieser Form, bewahrheiten würde und die Wirkung der Reize, als Erinnerungsspuren auch auf der Linie der Vererbung, in diesem Sinne zur Geltung kommen würde, dann wäre im Leben des Menschen eine derartige Entwicklungsstufe denkbar, wo wir auch ohne sinnliche Wahrnehmungen imstande wären, Sinneseindrücke in Form von Erinnerungsbildern wachzurufen. Bei solchen Entwicklungsmöglichkeiten würden wir Sinneswerkzeuge gar nicht benötigen, denn die seit langen Jahrtausenden sich ständig entwickelnde Menschheit könnte unzählige Erinnerungsbilder der Vorfahren für die Nachkommen fixieren, die neueren Wahrnehmungen würden wir nur als Ergänzungstätigkeit in Anspruch nehmen. Bei solcher Entwicklungsmöglichkeit wäre der blinde Mensch hauptsächlich in der Orientierung eingeschränkt und sein Geist würde sich von dem der Sehenden kaum unterscheiden.

Die Anlage und die Fähigkeit, zwei, sich in Verbindung miteinander entwickelnde Faktoren, können im Verlaufe der Vererbung gewisse Werte der Eigenschaften der Vorfahren wohl weitertragen, aber das Zurgeltunggelangen der Reize und mit ihnen zusammen der Erinnerungsbilder, in Verbindung mit der Vererbung, auf solche Weise, wie es Helene Keller sich denkt, ist unmöglich. Daß Helene Keller durch Sehen erwerbbare Vorstellungsspuren haben mag, das glaube ich wohl. Ich halte es aber für wahrscheinlich, daß dieselben entweder aus der Zeit vor ihrer Erblindung stammen oder aber in Verbindung mit ihrer Ausbildung entwickelte Gefühls- und Empfindungsassoziationen sind.

Im Verlaufe meiner Untersuchungen wollte ich mir auch davon Überzeugung verschaffen, ob unter den Assoziationsantworten solche zu entdecken sind, welche darauf zu schließen gestatten, daß das Vorstellen der Farben auf Grund der Ersatzvorstellungen nicht nur ein Problem, sondern eine in ihrem Geiste tiefer wurzelnde

Tatsache des Seelenlebens der Blinden ist. Ich sammelte insgesamt 400 Assoziations- und Reproduktionsdaten in der Weise, daß ich aus dem Kreise der Formen 10, aus dem Kreise der Farben gleichfalls 10 Reizwörter auswählte und untersuchte, ob ich auf die Reizwörter solche Antworten erhalte, welche darauf schließen lassen, daß sich auch bei den raschen Assoziationsreaktionen mit den Formen Farben, mit den Farben aber Töne oder Tastvorstellungen verknüpfen.

Aus dem Kreise der Formen wählte ich folgende Reizworte: rund, gerade, eckig, sichelförmig, säulenförmig, krumm, starr, spitzig, bogenförmig und bucklig. Aus dem Kreise der Farben: schwarz, rot, grün, lila, bunt, weiß, gelb, blau, grau, gestreift.

Auf die Reizworte erhielt ich verhältnismäßig wenige solche Antworten, in denen die Formen mit Farben, die Farben aber mit Tönen oder anderen Empfindungen verknüpft waren. Von den auf die Formen erfolgten Reaktionen können folgende in Betracht kommen: Reizwort: gerade, Reaktion: rein. Reizwort: sichelförmig, Reaktion: schön. Reizwort: säulenförmig, Reaktion: häßlich. Diese Antworten erhielt ich ausschließlich von einem 11 jährigen blindgeborenen Mädchen. In den anderen Antworten fand ich solche Qualitätsassoziationen nicht vor. Dieses kleine Mädchen verknüpft scheinbar die Formen mit Eigenschaften, aber auch ihre, auf die anderen Reizworte gegebenen Antworten sind so verwirrt und jeden natürlichen Zusammenhang entbehrend, daß wir in diesem Falle eher von einem Mangel der normalen Assoziationen, als von der Verknüpfung der Formen mit sonstigen Eigenschaften reden können.

Sehr charakteristisch ist die Antwort eines 13 jährigen blinden Mädchens, weil sie mit den Formen nicht nur Eigenschaften, sondern auch Farben verbindet, mit den Farben wieder Formen verknüpft. Diese Antworten halte ich für erwähnenswert, weil dieselben mit den Reizworten in logischem Zusammenhang stehen und darauf schließen lassen, daß sie der Ausdruck einer gewissen inneren Verbindung sind.

Die auf die Form-bedeutenden Reizwörter erteilten Antworten: Reizwort: rund; Reaktion: schön (2 Sek.). Reizwort: gerade, Reaktion: groß (4 Sek.). Reizwort: eckig, Reaktion: klein (2,8 Sek.). Reizwort: sichelförmig, Reaktion: glänzend (3 Sek.). Reizwort: säulenförmig, Reaktion: grün (2 Sek.). Reizwort: krumm Reaktion: klein (4,2 Sek.). Reizwort: starr, Reaktion: groß

(5,2 Sek.) Reizwort: spitzig, Reaktion: grün (9,2 Sek.). Reizwort: bogenförmig, Reaktion: schön (3,4 Sek.).

Die auf die Farben gegebenen Antworten: Reizwort: schwarz, Reaktion: häßlich (2,2 Sek.). Reizwort: rot, Reaktion: schön (2,2 Sek.). Reizwort: grün, Reaktion: groß (2,2 Sek.). Reizwort: bunt, Reaktion: vielfärbig (2,2 Sek.). Reizwort: gelb, Reaktion: schön (2 Sek.). Reizwort: blau, Reaktion: groß (8 Sek.). Reizwort: grau, Reaktion: lang (2,8 Sek.). Reizwort: gestreift, Reaktion: bunt (3 Sek.).

Für diese Antworten ist sehr charakteristisch die verlängerte Reaktionszeit, dies bedeutet, daß zwischen Reizwort und Reaktion der innere Zusammenhang ein sehr loser ist und obwohl eine gewisse logische Verbindung in den meisten aufgefunden werden kann, können sie doch eher als während des Sprechens eingeübte, als durch Wahrnehmung entstandene Verbindungen betrachtet werden. Während der Beantwortung sucht das Kind und wählt unter den sich bietenden Möglichkeiten jene, welche die zweckentsprechendste zu sein scheint.

Im Gegensatze zu diesen Antworten gaben auch die 8jährigen sehenden Kinder viel annehmbarere und auf eine festere innere Verknüpfung hinweisende Antworten: Die Formen und Farben verbanden sie mit Gegenständen, mit Tieren und Pflanzen. Z. B.: Reizwort: rund, Reaktion: Semmel (4 Sek.). Reizwort: gerade, Reaktion: Haus (3,8 Sek.). Reizwort: eckig, Reaktion: Ofen (4,2 Sek.). Reizwort: sichelförmig, Reaktion: Haue (3 Sek.). Reizwort: säulenförmig, Reaktion: Baum (4 Sek.). Reizwort: krumm, Reaktion: Eisenbahn (4 Sek.). Reizwort: starr, Reaktion: Grube (4,2 Sek.). Reizwort: spitzig, Reaktion: Berg (1,4 Sek.). Reizwort: bogenförmig, Reaktion: Papier (1,8 Sek.). Reizwort: bucklig, Reaktion: Knopf (4 Sek.).

Die auf die Farbennamen erteilten Antworten: Reizwort: schwarz, Reaktion: Erde (5 Sek.). Reizwort: rot, Reaktion: Blut (2,2 Sek.). Reizwort: grün, Reaktion: Mauer (5 Sek.). Reizwort: lila, Reaktion: Thür (3 Sek.). Reizwort: bunt, Reaktion: Pferd (2 Sek.), Reizwort: weiß, Reaktion: Hund (3 Sek.). Reizwort: gelb, Reaktion: Motor (5 Sek.). Reizwort: blau, Reaktion: Lilie (2 Sek.). Reizwort: grau, Reaktion: Würfel (4,8 Sek.). Reizwort: gestreift, Reaktion: Fohlen (4 Sek.).

Die aufgearbeiteten Daten bestätigen im allgemeinen, daß die Blinden von den Farben Vorstellungen nicht besitzen und auch nicht haben können, aber in Verbindung mit ihrer Sprache können sie sich von den Sehenden Werturteile erwerben, mit deren Hilfe ihre richtigen Wortassoziationen entstehen; diese sind aber von natürlichen Assoziationsverbindungen sehr weit entfernt. Das Bestreben zur Farbenerkennung mit Hilfe der Ersatzvorstellungen kommt nur vereinzelt vor und läßt keine tieferen Spuren zurück; so hat diese Frage weder in positiver, noch in negativer Richtung irgendeine praktische Bedeutung.

Die Aufgabe der Heilpädagogik auf diesem Gebiete ist vornehmlich, die mit den Farben verknüpften und vom Gesichtspunkte des Lebens wichtigen Werturteile zu sammeln, zu ordnen und dafür Sorge zu tragen, daß die Blinden dieselben nicht bloß zufällig, gelegentlich, sondern systematisch im Rahmen einer ausgebauten heilenden Erziehung einüben. Es ist wohl wahr, daß wir auch hiermit die Farben nicht zum wirklichen Seeleninhalt machen, aber die beim Sprechen eingeübten Werturteile können den Blinden in vielen Beziehungen des Lebens zum bewußt denkenden Menschen, zu einem richtig sich orientierenden Gesellschaftswesen machen, und andererseits kann dadurch die Lösung von Problemen ermöglicht werden, zu deren Lösung der Blinde, ohne diese Einübung absolut unfähig, auch in sehr kleinen praktischen Fragen ständig auf seine Mitmenschen angewiesen wäre und so seine Minderwertigkeit noch mehr fühlen würde.

d) Die zur Erkennung der Größe und des Raumes nötigen Grundvorstellungen

Zur Erkennung und Wiedererkennung der wahrnehmbaren Welt benötigen wir die Kenntnis der Größenverhältnisse der Gegenstände und ihrer Lagerung im Raume. Auch müssen wir die Ausdehnung der verschiedenen Flächen möglichst genau kennen. Ohne die von den Dimensionen der Gegenstände, Tiere und Pflanzen, wie auch von den kleineren und größeren Flächen erworbenen Vorstellungen können die Seelenvorgänge, welche die Sprache begleiten, sehr mangelhaft, unklar, ja sogar unverständlich sein. Von der Natur, ja selbst von der engsten Umgebung können wir uns keine, der Wirklichkeit entsprechende Vorstellung machen, wenn wir uns nicht die Größe der Gegenstände und die verschiedenen Raumverhältnisse vorstellen können. Von der Größe und dem Raume können wir uns vornehmlich mit Hilfe des Sehorganes ein getreues und dauerndes Bild verschaffen, ohne daß die Entwicklung des Seelenlebens des Kindes künstlich gelenkt werden müßte. Die große Menge der gelegentlich wirkenden Reize und die simultan zur Geltung kommenden Reizwirkungen stellen, ohne jedwedem besonderen erzieherischen Eingriff, die wechselnden Werte der Größe und Ausdehnung, wie auch der verschiedenen Raumverhältnisse vor das Kind hin. Je weiter die Grenzen der simultanen Wahrnehmungsmöglichkeit sind und je öfter wir Gelegenheit haben, mit den wechselnden Werten der Größe und des Raumes Erfahrungen zu erwerben, um so eher baut sich in unserer Seele jene homologe Reihe auf, welche vom Kleinsten bis zum Größten unsere Vorstellungstätigkeit so wechselreich gestaltet. Außerhalb der Grenze der Simultanität ist es die sukzessive Wahrnehmung, welche bei Erwerbung der Vorstellungen von Größe und Raum sehr nützlich verwertet werden kann. Je schneller wir die Wahrnehmung sukzessive vornehmen können, um so einheitlicher wird die Erkennung der, außerhalb der Simultanität liegenden Größe und des Raumes sein und das Zurückrufen ins Gedächtnis oder das Vorstellen wird mehr und mehr dem wahren Werte entsprechen.

Mit Hilfe unseres Tastorganes sind wir nur in sehr engem Kreise imstande von der Größe der Gegenstände, Pflanzen und Tiere und von den Dimensionen der verschiedenen Raumverhältnisse simultane Vorstellungen zu bilden. Allgemein genommen ist der mit den beiden Handflächen umfaßbare Raum jener Grenzwert, wo die simultane Wahrnehmung mit Hilfe des Tastens noch gesichert erscheint. Dieser Raum ist nicht größer, als ein Tier von der Größe einer Taube oder der Umfang eines ähnlich großen Gegenstandes. Um ein geringes darüber, überschreiten wir bereits die Grenze der Simultanität, und je größer der Raum ist, um so schwerer können wir uns mit Hilfe unseres Tastorganes von der Größe oder den Raumverhältnissen, dem richtigen Werte entsprechende Vorstellungen berschaffen.

Die Tatsache, daß wir von der verschiedenen Größe der Gegenstände und ihren Lagerungsverhältnissen im Raume, mittels des Sehens uns viel vollkommenere Vorstellungen verschaffen können, als mit Hilfe des Betastens, bringt den sehenden Menschen gegenüber dem Blinden in eine sehr vorteilhafte Lage. Der auf das Tastorgan angewiesene Blinde kann sich nämlich nur mittels einer in überwiegendem Maße planmäßig vorbereiteten Wahrnehmung verwertbare Vorstellungen von den wechselnden Werten der Größe und des Raumes verschaffen. Dies die Ursache, daß die Blindgeborenen, sowie jene unter den bis zum 5. Lebensjahre Erblindeten welche einer Erziehung nicht teilhaftig wurden, auf diesem Gebiete über einen solch spärlichen Vorstellungsinhalt verfügen, daß sie die natürliche Größe selbst der einfachsten Gegenstände sich vorzustellen nicht imstande sind. Wenn wir sie in den Modelliersaal führen, damit sie gewisse Gegenstände in natürlicher Größe modellieren sollen, machen wir die Erfahrung, daß sie die Größe der Gegenstände nur auf einen engen Raum begrenzt, imstande sind annähernd wiederzugeben.

Mit einem planmäßig vorbereiteten, sukzessiven Wahrnehmungsprozeß werden wir dagegen von der Größe der Gegenstände und von dem Werte der verschieden großen Flächen eine dem natürlichen Werte entsprechende Vorstellung bieten können. In diesem Falle wird der Weg der sukzessiven Wahrnehmungstätigkeit durch die entsprechende Wertung der Länge, Breite, Höhe und Dicke angedeutet. Nach Einübung dieser verschiedenen Werte können auch die Blinden, mit Hilfe der zur Größe nötigen und vorher erwähnten vier Vorstellungselemente, die Ausdehnung der Gegenstände oder Pflanzen und Tiere bestimmen, und sie sind auch imstande, diese, den natürlichen Werten angenäherten Erinnerungsbilder in ihr Gedächtnis zu rufen. Auf dem Gebiete der heilenden Erziehung der Blinden gehört dies zu den schwierigsten Problemen; ohne seiner Lösung werden wir aber nie imstande sein, das Seelenleben der Blinden mit der Umgebung in Einklang zu bringen. Es ist aber nicht das Ziel der heilenden Erziehung der Blinden, eine der Blindheit anzupassende besondere Seelenwelt zu schaffen, sondern sie muß mit allen Mitteln dahin streben, den Seeleninhalt der Blinden, mit normalen, natürlichen Werten bereichert, dem der Sehenden näher zu bringen.

Auf keinem einzigen Gebiete — ausgenommen die Vorstellungen des Lichtes und der Farben — ist der Vorstellungsinhalt der Blinden so arm, wie in der Vorstellung der Größe von Gegenständen und der verschiedenen Werte des Raumes; aber nichts bringt den Blinden dem sehenden Zustande näher, als wenn wir ihm von der Größe der Gegenstände und den Werten der Flächen eine vollkommene Vorstellung bieten. Das Endziel ist demnach, daß im Erinnerungsbilde diese wichtigen Faktoren — die Größe und die Raumwerte — in ihrer möglichst natürlichen Beschaffenheit zur Geltung gelangen.

Ein großes Übel ist, daß bei ihnen die Erkennung der Größe der Gegenstände und Flächen in der überwiegenden Zahl der Fälle mit Hilfe des, die Reize unmittelbar aufnehmenden Tastorganes geschieht, und daß es außer den Gesichtsreizen nur wenige solche Reize gibt, welche die Aufmerksamkeit auf diese wertvolle Grundvorstellung schon von weitem, gelegentlich hinlenken und das Zurgeltunggelangen des entsprechenden Wertes ermöglichen würde. Aus diesem Grunde geschieht das Vorstellen der Gegenstände oft verkehrt resp. nicht der Originalgröße entsprechend. Es ist aber unerläßlich, daß die Blinden im Falle des Auftauchens der verschiedenen Reize von der Erscheinung nicht nur Kenntnis nehmen, sondern auch bestrebt seien, sich von den natürlichen Werten eine Vorstellung zu bilden.

Zu diesem Zwecke eignen sich besonders jene Schallreize, von welchen wir einigermaßen auf die Stärke oder den Umfang der Schallquelle folgern können, oder sobald wir sie hören, zu folgern genötigt sind. Die Aufmerksamkeit des blinden Kindes richtet sich früh genug darauf, daß zwischen der Stärke Höhe und Klangfarbe des Tones, und der Größe des Tongebers ein gewisser Zusammenhang besteht und diese Erfahrung können die Blinden zur Vorstellung der Ausdehnung und Größe der Umgebung nützlich verwerten. Solche Reize lenken aber nur die Aufmerksamkeit auf Größe oder Ausdehnung hin, einen rechten Wert liefern sie aber niemals. In den Erinnerungsbildern sind sie aber nur verwertbar, wenn sie sich außer dem Schallreiz auch auf eine mehrmalige unmittelbare Wahrnehmung stützen können. Der Schallreiz dient bloß zur Auffrischung des bereits erworbenen wirklichen Wertes, nicht aber zu dessen Erwerbung.

Mit meinen blinden Schülern machte ich in dieser Richtung viele Versuche; ich ging mit ihnen besonders im Frühling öfters ins Stadtwäldchen hinaus, damit sie die Stimmen der Vögel beobachten und mir dann sagen sollten, wie groß sie, der Stimme nach geurteilt, den Vogel sich vorstellen. Die erhaltenen Antworten waren befriedigend, denn sie konnten immer erraten, welche unter den lautgebenden Vögeln die größeren und welche die kleineren waren, sie konnten sogar beiläufig angeben, ungefähr wie groß die tongebenden Vögel sind. Anläßlich der Beobachtung der Säugetiere im Tiergarten habe ich mehrere Irrtümer wahrgenommen, so z. B. folgerten jene blinden Kinder, welche die Tiere noch nicht kannten, aus den Stimmen des Elefanten und des Löwen, daß beide große Tiere seien, der Elefant könne jedoch nicht viel größer sein, als der Löwe. Die Größe der Hunde konnten sie, da sie auf diesem Gebiete, infolge unmittelbarer Wahrnehmung, bereits über Erfahrungen verfügten, mit überraschender Genauigkeit bestimmen.

Ich stellte mit ihnen auch Versuche an, indem ich sie vor verschieden große Fässer hinstellte, den Boden des Fasses anschlug; nach dem Schall mußten sie angeben, welches das größere und welches das kleinere ist. Sie konnten zwar nicht feststellen, wie groß das schallgebende Faß sein möge, ganz bestimmt gaben sie aber an, welches das größere und welches das kleinere sei. Später ließ ich sie eine gründlichere Wahrnehmung der Fässer verschiedener Größe vornehmen. Die Kinder beklopften selbst die Fässer, hierdurch knüpfte sich der Schall der verschieden großen Fässer an die, auf dem Wege der Wahrnehmung hervorgerufene und erkannte, tatsächliche Größe so eng an, daß sie sich aus dem, beim Beklopfen der Fässer entstandenen Ton, die wirkliche Größe derselben ziemlich genau vorstellen konnten; einige unter ihnen konnten sogar über den Rauminhalt annähernd pünktliche Aufklärungen erteilen.

Auf die Ausdehnung geschlossener Räume, Zimmer, Säle folgern sie im Wege der Schalleindrücke ziemlich genau, in den meisten Fällen sind sie aber nur imstande anzugeben, welches die kleinere und welches die größere Räumlichkeit ist. Auch in solchen Fällen ist eine genaue Wahrnehmung und die Abmessung des Raumes nötig, denn ohne diese können sie sich die Ausdehnung der Räume, noch weniger ihre Form vorstellen.

Die menschlichen Stimmen knüpfen sich ebenfalls an die verschiedenen Größen der Menschen und aus unserer Rede sind sie imstande, in großer Allgemeinheit darauf zu folgern, ob sie mit einem kleinen Kinde oder einem Erwachsenen reden. Aus geringer Distanz sind sie auch imstande, die Höhe des, in aufrechter Haltung sprechenden Menschen ganz genau anzugeben. Aus dem Geräusch der Fuhrwerke ist es ihnen auch möglich, auf deren Größe zu folgern.

Zusammenfassend können wir sagen, daß sich die Blinden von der Größe der Gegenstände und dem Werte ihrer Ausdehnung, mit Hilfe der von der Ferne einwirkenden Schallreize, nur Vorstellungen von relativem Werte verschaffen können; wenn wir haben wollen, daß die Gegenstands- oder Raumvorstellungen auch die Größe in ihrem wahren Werte enthalten sollen, dann ist eine systematische und in allen ihren Beziehungen bewußte Wahrnehmung nötig.

Charakteristisch für die einer heilenden Erziehung nicht teilhaftig gewordenen Blinden ist auf diesem Gebiete die schwache Homogenität, die geringe Heterogenität und in Verbindung mit der wechselnden Größe der einzelnen Gegenstände, die geringe Anzahl der Glieder der ausgebildeten homologen Reihe.

e) Die zur Erkennung der Formen nötigen Grundvorstellungen

Ein sehr wertvoller und notwendiger Faktor unserer Erkennungs- und Wiedererkennungstätigkeit ist die genaue Kenntnis der Grundformen. Wer die Grundformen nicht kennt, der wird auch die Gegenstände nicht erkennen und wiedererkennen können, denn die Unterschiede und Ähnlichkeiten können in den Verschiedenheiten und Ähnlichkeiten, in der abweichenden oder ähnlichen Koordination der Grundformen aufgefunden werden.

Die Vorstellungen des sehenden Kindes entstehen, zu überwiegendem Teile, simultan und in seinen Erinnerungsbildern kommen die Grundformen, als Teile der simultan erworbenen Vorstellung, in der einheitlichen Harmonie des Erinnerungsbildes zur Geltung, so oft das Wiedererwecken geschieht. Deshalb hat es der Sehende nicht nötig, die Grundformen und sonstigen Einzelheiten des einheitlichen Erinnerungsbildes einzelweise zum Gegenstande der Erkennung zu machen, bietet doch das durch simultanes Wahrnehmen entstandene Bild die Verschiedenheiten und Ähnlichkeiten in einer einheitlichen Darstellung; eine Analyse ist nur dann nötig, wenn wir innerhalb des Bildes Beobachtungen zu machen wünschen. Das simultane Zurgeltungkommen hat auch zur Folge, daß die Erkennung der wahrgenommenen Gegenstände gleichfalls mit Hilfe eines auf einmal erscheinenden Erinnerungsbildes ermöglicht wird, und nur in solchen Fällen hat es der sehende Mensch nötig, die Einzelheiten der Grundformen zu betrachten, wenn er die Ähnlichkeiten und Verschiedenheiten nicht nur für die Übersicht, sondern auch für die detaillierte Erkennung sichern will.

Bei der Ausbildung der Vorstellungen des blinden Kindes erstreckt sich das einheitliche und simultane Zurgeltunggelangen der Grundformen auf einen sehr engen Raum. Die beschränkten

Wahrnehmungsmöglichkeiten des Tastorganes behindern stark die simultane Reproduktion und ermöglichen beim größten Teile der Gegenstände die Erkennungs- und Wiedererkennungstätigkeit nur in sukzessivem Aufbau.

Zu Irrtümern kann die Tatsache Gelegenheit geben, daß die Blinden viele Dinge ziemlich leicht und anscheinend bestimmt erkennen. Wenn wir uns aber für die Form der erkannten Gegenstände interessieren und jene wesentlichen Zeichen feststellen wollen, welche den erkannten Gegenstand besonders charakterisieren, werden wir sehen, daß das Erkennen nicht auf Grund der Beurteilung des ganzen Gegenstandes und dessen charakteristischeren Erkennungszeichen geschah, sondern derart, daß sich das blinde Kind mit Hilfe seines Tastorganes einige wesentlichere oder eventuell auch unwesentlichere Teile merkte und den Gegenstand durch Wachrufen dieses Teilzeichens identifizierte. Solche Fälle sah ich oft beim Unterricht der Naturgeschichte. Die Tiere und Pflanzen determinierten sie oft mit Hilfe von nicht auf dieselben sich beziehenden Tastreizen. Dieses Feststellen gab sehr oft zu falschen Urteilen Anlaß. Es kam z. B. vor, daß sie die Tiere auf Grund eines, auf dem Gestell befindlichen Sprunges oder eines Ausstopfungsfehlers, oder aber einer einzigen wesentlicheren Teilform (große Ohren, lange Beine usw.) determinierten. Man könnte eine ganze Reihe grober Irrtümer aufzählen, welche beweisen, wie mangelhaft sich das einheitliche Bild der Gegenstände im Geiste der Blinden entwickelt; deshalb sind sie sehr oft genötigt, aus einzelnen Teilzeichen auf den ganzen Gegenstand zu folgern. Dieser Umstand kann auch den mit den Blinden sich befassenden Pädagogen irreführen, und kann ihn aus dem Erraten des den Namen des Gegenstandes bezeichnenden Wortes, sehr leicht auf die Tatsache der Wiedererkennung schließen lassen. Von unserem Irrtum kann uns eine kleine Kontrolle sehr leicht überzeugen. Wenn wir nämlich das blinde Kind fragen: woran erkennst du den dir in die Hand gegebenen Gegenstand, verrät es mit seiner Antwort sofort die große Armut, mit welcher es die Form des Gegenstandes feststellen kann. Wenn wir sie in den Modelliersaal führen, um den betreffenden Gegenstand aus dem Gedächtnis nachzubilden, können wir sehen, daß sie entweder die in ihrem Gedächtnis lebende Schablone modellieren, oder aber gar nicht imstande sind, die Arbeit in Angriff zu nehmen. Sehr oft ist in solchen Fällen zu beobachten, daß sie das, zum Erkennen ausgewählte Teilzeichen, zu ungunsten der anderen Teile, mehr als nötig hervortreten lassen, ein Beweis dafür, daß sie bei der Erkennung fast alles auf dieses eine Teilzeichen aufgebaut haben.

Diesem Umstande bemühte ich mich dadurch abzuhelfen, daß ich beim Unterricht der Tier- und Pflanzenlehre Beschreibungsübungen vornehmen ließ. Ich ließ die blinden Kinder die, bei den Tieren und Pflanzen vorhandenen, charakteristischen Grundformen wahrnehmen, dann selbe in Verbindung des Wahrnehmens mit lauten Worten beschreiben. Die Beschreibungsübungen gelangen anfangs nicht, da sie mit Hilfe ihrer, an ein schnelles und oberflächliches Wahrnehmen gewohntes Betastungswahrnehmen die feineren Formunterschiede zu entdecken unfähig waren. Dies hatte zur Folge, daß sie die Beschreibung der, in ihre Hand gegebenen Pflanzen oder Tiere, nur auf die hervorragenderen und leichter wahrnehmbaren Formen gestützt, ausführten. Ihr Wahrnehmen war oberflächlich und unsystematisch. Dieser Zustand bewog mich dann, das Wahrnehmen der Grundformen, verglichen mit den verschiedenen Werten des Tier- und Pflanzensystemes, bewußt und systematisch zu gestalten und sie daran zu gewöhnen, daß sie die Reihenfolge des Wahrnehmens immer an die Linie irgendeines natürlichen Systems anknüpfen sollen.

Ich erwähnte bereits, daß aus dem simultanen Wahrnehmen das gemeinsame Wahrnehmen der Grundformen und so die Ausbildung des einheitlichen Gegenstandsbildes resultiert. Das sehende Kind richtet sich nach dem, mittels des Sehens simultan erworbenen Gesamtbilde, und anläßlich des Wiedererkennens ist ein bewußtes Durchdenken der Grundformen nicht nötig. Das Gesamtbild gelangt, an den Gegenstand bezeichnenden Namen sich knüpfend, in den Vordergrund der Erinnerung, so oft es den Namen hört; anläßlich der Reproduktion des Gesamtbildes hinwiederum erneuert sich auch der daran geknüpfte Name im Gedächtnisse des sehenden Kindes. Dies könnte mit anderen Worten auch so ausgedrückt werden, daß bei Sehenden das simultane Wahrnehmen des Gegenstandes durch die Erweckung des Namens, das Hören oder Lesen des Namens dagegen durch das simultane Wachrufen des Bildes charakterisiert ist. Bei den Blinden können wir von Simultanität besonders beim Wahrnehmen kleiner Formteile reden. Deshalb wollen beim Erfassen des Wortes auch die Blinden unwillkürlich mit simultanem Erkennen antworten, aber an dieses Erkennen knüpfen sie bloß jenen Formenwert, welchen auch sie simultan wahrzunehmen imstande sind. Sie sind genötigt, sich bei Erkennung der Formen auf ein ganz kleines Teilzeichen zu stützen.

Mit den Blinden kann man aus Formteilen ein einheitliches Bild nur auf sukzessivem Wege aufbauen. Diese sukzessive Wahrnehmungsmöglichkeit gestattet nicht allein die Erkennung der Formenteile einzelweise und nacheinander, sondern wir müssen im Interesse der Ausbildung des einheitlichen Bildes, als auch behufs Sicherung der Erkennung und später auch der Wiedererkennung. die bei der Wahrnehmung angewöhnte Sukzessivität auch auf die Vorstellungstätigkeit der Seele übertragen. Dies bedeutet, daß, wenn die Vorstellungsbildung sukzessiv geschieht, dann auch beim Erinnerungsprozeß der beim Wahrnehmen angewöhnte Tätigkeitsmodus eingeübt werden muß. Für diesen Zweck erwies sich das Vorschreiten auf der Linie des natürlichen Systems am geeignetsten. Das blinde Kind muß sich schon früh daran gewöhnen, daß der im Bereiche seiner Hand befindliche Gegenstand nicht nur einen Namen hat, sondern daß er das Glied eines gewissen Systems ist und daß dieser Systemwert, vom allgemeinen zum besonderen hin fortschreitend, ebenfalls in Worten ausgedrückt werden kann. Die Erkennung des höheren Systemwertes ist viel leichter, als das Erraten des den niederen Systemwert bezeichnenden Namens; ausgehend von den höheren Werten des Systems, verbunden mit der Wahrnehmung, stufenweise gegen die niederen Werte hin fortschreitend, gelangt man ebenso sicher zum individuellen Namen des Gegenstandes, als wenn man mit dem Stock neben dem Zaum herumtastend, bestrebt ist, in irgendein Haus irgendwelcher Gasse zu gelangen.

Diese Erwägung veranlaßte mich, die Grundformen und sonstigen Kennzeichen der Gegenstände von dem Gesichtspunkte zu untersuchen, für welche Werte des Systems sie charakteristisch sind. Bei der Determinierung der Tiere und Pflanzen fand ich für diesen Zweck das natürliche System am meisten geeignet, da die auf den Tieren und Pflanzen auffindbaren Grundformen und sonstigen Eigenschaften mit dem natürlichen System in inniger Verbindung stehen. Man könnte fast sagen, daß sich das natürliche System auf der Wiederholung der Grundformen und sonstigen charakteristischen Eigenschaften aufbaut. In ein solches natürliches System können, in Verbindung mit der Erkenntnis, auch außerhalb der Tier- und Pflanzenwelt stehende verschiedene Gegenstände eingereiht werden.

Jedes blinde Kind kann sofort sagen, ob das, was wir ihm in die Hand geben, ein Gegenstand, eine Pflanze, ein Tier oder ein Mineral ist. Im allgemeinen ist dies die Grenze des simultanen Erkennens im Wege des Tastsinnes. Bei der Feststellung dieses Systemwertes entfalten sich die Formen und anderen Qualitäten nur in großen Konturen und diese oberflächliche Übersicht genügt bereits, um die erwähnte Unterscheidung leicht zu bewerkstelligen.

Wenn nun das blinde Kind weiß, daß dasjenige, was es im Wege des Tastsinnes wahrnimmt, weder Tier, noch Pflanze und auch kein Mineral ist, sondern irgendein anderer Gegenstand, dann wird es, nach einem aufmerksamen Wahrnehmen der Form, leicht feststellen können, daß dies Wahrgenommene z. B. irgendein Möbelstück ist. Auch bei dieser Stufe ist eine Kenntnis der kleinen Einzelheiten der Form und sonstigen Qualität noch nicht nötig. Wenn das Kind festgestellt hat, daß es ein Möbel wahrnimmt, dann ist schon ein gründlicheres Wahrnehmen der Lagerung der Teile nötig, hingegen ist die Kenntnis der Einzelheiten der Form noch immer unnötig. Wenn das Kind bis dahin gelangt ist, daß das wahrgenommene Möbel nichts anderes ist, als ein Tisch, dann beginnt das gründlichere Wahrnehmen der Einzelheiten der Form, denn nur so ist das Kind imstande zu sagen, daß es z. B. einen Schreibtisch wahrgenommen hat. Wenn es dann auch feststellen will, ob es schon einmal einen Schreibtisch wahrgenommen hat, und welchen unter den bereits wahrgenommenen Schreibtischen es jetzt betastet, benötigt es bereits kleine Form- und Qualitätskennzeichen. Dieser Hergang des Erkennens bewahrt den Blinden nicht nur vor Irrtümern, sondern gewöhnt ihn auch daran, daß zur näheren Feststellung der Gegenstände auch das gründlichere und systematischere Wahrnehmen der Form nötig ist.

Ein solches Vorgehen beim Wahrnehmen ist besonders bei der Erkennung der Natur von großer Bedeutung, da es nicht nur die Sicherheit des Erkennens fördert, sondern es werden durch das ständige Üben des natürlichen Systems die Naturkenntnisse für ihn auch dauernder und wertvoller sein.

Die ständige Ausübung der sukzessiven Wahrnehmungsmethoden im obigen Sinne kann auch auf dem Gebiete der heilenden Erziehung der Blinden kein Endziel sein, denn es ist einerseits ein sehr langsamer Vorgang, andererseits kann er auch langweilig werden, besonders dann, wenn wir das Wahrnehmen, entlang der ganzen Linie des Systems, in jedem einzelnen Punkte derselben, ständig von Feststellungen begleitet, durchführen. Das Endziel ist: dem simultanen Wahrnehmungswert möglichst nahe zu kommen. Dieses Ziel kann auch bei den blindgeborenen Kindern leicht genug erreicht werden, wenn das Wahrnehmen nicht bloß die Sicherung der stufenweisen Erkennung, sondern auch das Annähern an die simultane Schnelligkeit ständig als sein Ziel betrachtet. Schon im Anfangsstadium der Wahrnehmungsübungen können wir die Erfahrung machen, daß das blinde Kind die niedrigeren Werte des Systems sprungweise und sicher zu erkennen imstande ist. Wir müssen daher danach streben, daß die Grenze der simultanen Erkennung in der Richtung gegen das Individuelle möglichst weit fortschreite und die sukzessive Erkennung, erst bei dieser Grenze beginnend, der Feststellung des Individuums entgegengehe. Das simultane Erkennen des Säugetieres, des Vogels, des Reptils, des Käfers, des Baumes, der Blume, des Steines, Möbels, Kleides, Buches usw. ist die Anfangsgrenze, von der beginnend das sinnliche Erkennen auch bei den Blinden simultan verwirklicht werden kann, aber unterhalb dieser Systemwerte kann das blinde Kind nur sukzessive in der Richtung gegen das Individuum vorwärtskommen.

Zur Erkennung der verschiedenen Formen und Beschaffenheiten können wir anfangs sämtliche möglichen Systemwerte feststellen und alsdann sagen wir die charakteristischen Formen und sonstigen Beschaffenheiten laut her oder lassen sie hersagen. Später, bei einem gewissen Grade der Geübtheit lassen wir das laute Hersagen weg und gewöhnen das Kind daran, daß es, wenn es sich nicht stark irren will, dies in Gedanken immer beobachte. Dieses System des Wahrnehmens erleichtert sehr die genaue Vorstellung der Gegenstände und jene blinden Kinder, welche das Wahrnehmen laut diesen Abstufungen vornahmen, vermochten die Pflanzen, Tiere und sonstigen Gegenstände aus dem Gedächtnis mit einer, auch auf kleine Einzelheiten sich erstreckenden, ausführlichen Genauigkeit zu modellieren; jene dagegen, welche, sozusagen auf sich selbst angewiesen, das Wahrnehmen bewerkstelligten, modellierten die Tiere und Pflanzen nur in sehr großen Zügen, in den Einzelheiten aber fehlerhaft und oberflächlich.

Bei der Vorstellung der sukzessiv wahrgenommenen Gegenstände bedeutet für den Blinden die Tatsache eine große Erleichterung, daß er in Verbindung mit der systematischen Wahrnehmung genötigt ist, sich mit Formeneinzelheiten bekannt zu machen, während sich der Sehende im Zusammenhange mit der simultanen Wahrnehmung auf das oberflächlich erfaßte einheitliche Bild der Farbe, der Lichtwirkungen und der Formen zu stützen bemüßigt ist. Die Farben und Lichtwirkungen sind nämlich nicht in allen Fällen wesentliche Eigenschaften der wahrgenommenen Gegenstände oder Erscheinungen; trotzdem erleichtern sie das gelegentliche Erkennen aus der Ferne auch ohne Erkennung der kleinen Formeinzelheiten. Während die Vorstellungen des Sehenden durch die Harmonie der in einem Bilde erscheinenden Formen gekennzeichnet werden, erscheint in den Vorstellungen der Blinden nur die Form von Teilen der Gegenstände, als selbständiger Formteil.

Diese Feststellung bezieht sich aber nur auf die eingeschulten, demnach einer heilenden Erziehung teilhaftig gewordenen Blinden. Dies wird auch durch jene Untersuchungen bewiesen, welche ich vornahm, um zu sehen, was für momentane Assoziationsantworten die verschiedenen Grundformen sowohl bei den Sehenden, wie auch bei den Blinden auslösen. Zu diesem Zwecke wählte ich aus dem Kreise der Formen 10 Reizwörter aus und zwar: rund, gerade, krumm, eckig, sichelförmig, säulenförmig, starr, spitzig, bogenförmig, bucklig. Mit diesen Reizwörtern untersuchte ich 20 Sehende und 20 blinde Kinder. Die sehenden Kinder gaben in 75% solche Antworten, bei denen sich an die Form der charakteristische Gegenstand knüpfte. Bei den Blinden erhielt ich in 43% der Fälle für die Grundformen charakteristische Antworten. Lehrreich ist auch, daß die, des Schulunterrichtes bereits teilhaftig gewordenen Blinden beinahe in 100% der Fälle solche Antworten gaben, in denen sich zu den Grundformen der charakteristische Gegenstand assoziierte, während diejenigen, welche einen Schulunterricht nicht genossen hatten oder mit schwächerem Erfolge lernten, sachliche Antworten nicht gaben, sondern zumeist mit unpassenden Wörtern antworteten. Oft kam es auch vor, daß sie erklärten, eine Antwort nicht geben zu können.

Die Reaktionszeiten sind gleichfalls sehr charakteristisch, indem die Reaktionszeit der sehenden Kinder einheitlicher ist und im allgemeinen zwischen 0,8 und 3 Sek. sich bewegt, die Reaktionszeit der Blinden aber zwischen 1,2—10—20—30 Sek.

variiert. Jene Blinden, welche richtige Antworten gaben, brauchten gewöhnlich eine lange Reaktionszeit, jene dagegen, von denen ich eine unrichtige Antwort erhielt, antworteten in kurzer Reaktionszeit mit dem ihnen in den Sinn gekommenen Wort.

Diese Daten stehen scheinbar in Widerspruch mit meiner vorherigen Feststellung, daß im Geiste der Blinden die Formeinzelheiten ausgearbeitet sind. Der Widerspruch ist deshalb ein bloß scheinbarer, weil ich meine auf die Ausarbeitung der Formteile sich beziehende Feststellung nur bei solchen Fällen für gültig halte, wo sich die Vorstellung auf systematisch vorgenommenes Wahrnehmen, auf die öftere Wiederholung des Wahrnehmens und auf die, fast einen simultanen Wert bedeutenden Erkennungsmöglichkeiten stützt. Jene Fälle, in denen die Blinden auf das Reizwort der Grundform mit langer Reaktionszeit, logisch antworteten, beweisen, daß auch die Blinden die charakteristischen Grundformen der Gegenstände kennen lernen können und daß sie auch nach geringer Übung imstande sind, aus diesen Grundformen das Bild des charakteristischen Gegenstandes aufzubauen. Die Übung kann das Vorstellen rascher und sicherer machen, die Reaktionszeit aber abkürzen.

In das Arbeitsprogramm der heilenden Erziehung muß eben jene Aufgabe eingefügt werden, daß auch die Blinden die im Wege des Tastsinnes erkennbaren charakteristischen Grundformen an je mehreren Gegenständen kennen lernen sollen, denn die, an und für sich weniger verwertbaren Grundformen werden nur durch Übertragen auf mehrere Gegenstände oder nach Kennenlernen an je mehreren Gegenständen vom Gesichtspunkte der, für die Gegenstände charakteristischen Erkennung und Wiedererkennung zu nützlich verwertbaren Faktoren.

f) Die zur Erkennung der Richtung nötigen Grundvorstellungen

Die aus kleinerer und größerer Entfernung wahrgenommenen Gegenstände, Erscheinungen liefern mittels des Sehens, Hörens und Riechens nicht nur für die Erkennung des Gegenstandes charakteristische Reize, sondern dieselben sind auch zur Bezeichnung der Richtung zwischen dem Gegenstand und dem wahrnehmenden Individuum geeignet. Vom praktischen Gesichtspunkte können zur Bezeichnung der verschiedenen Richtungen hauptsächlich die Seh- und Hörreize verwertet werden.

Im Leben des sehenden Menschen ist die Feststellung der verschiedenen Richtungen kein Problem, denn die beim beständigen Wahrnehmen erscheinenden Gesichtsbilder dienen bei der Fixierung der, mit dem Wahrnehmen verknüpften Richtungen, sozusagen als objektive Stützpunkte. Bei der sich ausschließlich auf Hörreize stützenden Wahrnehmungstätigkeit ist der, die Richtung fixierende objektive Punkt nicht mehr vorhanden und so liefert der Hörreiz für die Vorstellung viel weniger Stützpunkte, als wenn wir die, von verschiedenen Richtungen einwirkenden Tongeber zugleich auch sehen und fixieren.

Von den an verschiedenen Stellen des Raumes befindlichen Dingen können wir in der Relation, wie sie an verschiedenen Punkten des Raumes auf uns einwirken, eine verwertbare Vorstellung nur dann besitzen, wenn wir uns die Beziehung der im Raume befindlichen Gegenstände zueinander und ihre auf uns bezogene Richtung als einheitliches Bild vorstellen können. Ohne dieses können wir uns weder die im Raume befindlichen Dinge vorstellen, noch uns im Raume orientieren.

Die Blinden können sich von der Richtung der von ihnen entfernt liegenden Gegenstände und Erscheinungen überhaupt nicht oder nur mit Hilfe des Hörens Kenntnis verschaffen. An ihrer Vorstellungsbildungstätigkeit nehmen die verschiedenen Richtungen auch annähernd nicht so organisch teil, wie bei den, mittels des Sehens wahrnehmenden Sehenden, von deren Wahrnehmungstätigkeit die Erkennung der Richtung gar nicht losgelöst werden kann. Dies ist die Ursache, weshalb sich die Blinden von der Einrichtung selbst eines einzigen Zimmers nur durch sehr lange und oft wiederholte Übung ein so klares Bild verschaffen können, daß sie es nicht nur sich richtig vorzustellen, sondern auch zu modellieren oder sonst irgendwie zu reproduzieren imstande sind. Für den blindgeborenen oder in seiner Kindheit erblindeten Menschen gibt es kein schwereres Problem, als wenn wir von ihm verlangen, er möge sich die Gegenstände der Umgebung, auf einem bestimmten fixen Punkt stehend, demnach auf seinen eigenen Standort bezogen, bei Einhaltung der tatsächlichen Richtungen, auf irgendeine Art vorstellen. Dies ist auch in der gut eingeübten unmittelbaren Umgebung eine schwer lösbare Aufgabe.

Die Erkennung der verschiedenen Richtungen ist aber nicht bloß vom Gesichtspunkte der Sicherung der Vorstellungen der im Raume befindlichen Gegenstände und anderen Dinge notwendig, sondern auch deshalb, weil ohne genaue Kenntnis der Richtung die Blinden sich zu orientieren resp. auch kleinere Bewegungsprobleme zu lösen, nicht imstande sind. Die Fähigkeit zum genauen Bezeichnen der Richtung ist demnach auch ein notwendiger Grundfaktor der Orientierung im Raume.

Gibt es also eine Möglichkeit dafür, daß auch die Blinden imstande sein sollen die verschiedenen Richtungen zu erkennen und daß ihre Erkennung mit den verschiedenen Reizen zusammen ermöglicht werde?

Jene Blinden, welche sich nicht nur in ihrer engeren Umgebung, sondern auch auf größeren Flächen — z. B. in der Stadt Budapest — vorzüglich orientieren, beweisen es am besten, welche vollkommene Entwicklung der Orientierung mit ausdauernder und systematischer Arbeit, mittels der Ausbildung des Richtungssinnes, erreicht werden kann.

Nach Ausschaltung des Sehorganes erweist sich das Gehörorgan als solches, welches bei der Bezeichnung und beim Erkennen der verschiedenen Richtungen tätig mitwirken kann. Die Hörreize können außerdem, daß sie die Richtung der von der ferneren Außenwelt her einwirkenden Tongeber ziemlich genau anzeigen, auch vom Gesichtspunkte der gelegentlichen Einübung der Richtungen nützlich verwertet werden.

Ich erwähnte bereits, daß die Hörreize die Richtung nur in den beiden Endpunkten: der Schallquelle und des Hörenden bezeichnen. Eine objektive Verbindung aber, wie sie das Sehorgan zwischen den zwei Endpunkten stets herstellt, ist das Hörorgan zu schaffen nicht imstande. So ist ein Mensch, welcher infolge Mangels der Sekhraft genötigt ist, die Richtung mit Hilfe der Schallquellen zu bezeichnen, bemüßigt, die stützenden oder bezeichnenden Punkte zum Vorstellen der Richtung aus seinem Seeleninhalt heraus zu produzieren oder aber die erfaßte Richtung mittels der Lage- und Bewegungsempfindung sich vorzustellen.

Die Richtung zu bezeichnen sind auch die Blinden imstande; diese Aufgabe lösen sie aber schon schwerer in einem solchen Falle, wo sie die Richtung mittels einer ferneren, momentanen Tonquelle bestimmen sollen. Die permanente Schallquelle ist bei ihnen dasselbe, wie bei den Sehenden das beständige Schauen des die Richtung bezeichnenden Gegenstandes. Deshalb brauchen sie bei der Bewegung eine viel bewußtere Kontrolle, als bei der mit Sehen verbundenen Bewegung.

Wenn der, die Richtung anzeigende Schall von kurzer Dauer ist und der blinde Mensch sich gegen die Schallquelle zu bewegen will, so muß er die Bewegung nach der beim Abgehen beobachteten Muskelbewegung und laut Rückerinnerung an die Richtung der Schallquelle vornehmen. Noch schwieriger sind jene Fälle, in denen die Richtung nur auf das Gedächtnis gestützt, eingeschlagen und eingehalten werden muß. Ein solcher Fall ist z. B. die Orientierung auf der Gasse, wo die Richtung mittels Rückerinnerung an die Reihenfolge und die gegenseitige Lage der Gassen fixiert werden muß.

Der sehende Mensch hat bei der Erkennung und Bezeichnung der Richtung einen Vorstellungsinhalt kaum nötig. Die Blinden dagegen können nur auf einen, auf diesem Gebiete sorgfältig ausgearbeiteten Vorstellungsinhalt gestützt, fortkommen. Ich halte es für nötig, daß bei der heilenden Erziehung der Blinden diese Frage — aus dem Beispiele der sich vorzüglich orientierenden Blinden lernend — mit einem besonders systematischen Lehrmaterial in den Lehrplan aufgenommen werde.

g) Die Vorstellung von Entfernungen

Die zur Orientierung im Raume nötigen Grundvorstellungen sind, nebst der Richtungsvorstellung, die Vorstellungen der Entfernung, der Höhe und der Tiefe. Ohne erfahrungsmäßige Kenntnis dieser Faktoren bedeutet die auf die Raumverhältnisse sich beziehende menschliche Sprache für die Blinden zumeist nur Wörter und kann nur nach Maßgabe der erworbenen Erfahrung das Vorstellen und Verstehen des Inhaltes der Sprache bedeuten. Ohne Vorstellen der Entfernungen in verschiedener Richtung, der verschiedenen Werte von Höhe und Tiefe können sich die Blinden von der Form der Gegenstände, ihrer Lagerung im Raume eine Vorstellung nicht bilden, während bei den Sehenden diese Grundfaktoren unwillkürliche Produkte des in die Ferne auswirkenden simultanen Wahrnehmens sind.

Mittels des Sehens können wir uns von den Entfernungen, Höhen, Tiefen verschiedener Richtung und verschiedenen Maßes eine, die Ansprüche des täglichen Lebens befriedigende Vorstellung verschaffen und die in die Ferne auswirkende Wahrnehmungsfähigkeit des Sehorganes ermöglicht auch, daß in der Seele des sehenden Menschen größere Einheiten resp. Werte der Entfernungen, Höhen und Tiefen gleichzeitig zur Geltung gelangen. Der blinde Mensch hingegen ist genötigt, diese Grundfaktoren und deren verschiedene Werte mit Hilfe seines, über einen engen Wahrnehmungskreis verfügenden Tastsinnes abzumessen. Dieser Umstand hat zur Folge, daß er bemüßigt ist, auch schon die kleinen Distanzwerte aus kleinen Einheiten zusammen zusetzen; dieser Zustand erschwert aber nicht nur das Vorstellen der Entfernungswerte, sondern schränkt sie auch in sehr enge Grenzen ein.

Die zum Aufbau und zum Vorstellen der horizontalen und vertikalen Entfernungen nötige, simultan wahrnehmbare Grunddistanz beträgt bei den Blinden, selbst bei übertreibenden Berechnungen, nicht mehr als anderthalb Meter. Dies bedeutet, daß das Tastorgan simultan höchstens eine Distanz von anderthalb Meter, sei es in horizontaler oder vertikaler Richtung, zu erfassen imstande ist. Diesen Wert kann ich weder als endgültig festgestellt betrachten, noch kann ich die Berechtigung jenes Bestrebens anerkennen, welches bei der Feststellung der Grundwerte der Entfernungen die maximale Grenze der simultanen Erfassungsfähigkeit des Tastorganes mit einem einzigen Werte auszudrücken trachtet. Die Erfahrung lehrt nämlich, daß auch die Oberflächenform, das Material und die relative Temperatur der die Entfernungen bezeichnenden und tastbaren Gegenstände modifizierend auf jenen Wert einwirkt, welchen sich die Blinden nach simultaner Tastwahrnehmung vorzustellen vermögen. Jenen Experimenten, welche dieses Problem der Wirklichkeit entsprechend oder wenigstens annähernd, lösen wollen, fällt demnach die Aufgabe zu, die auf die erwähnten Faktoren bezogene Reihe der Grenzwerte zusammenzustellen, nicht aber mit Angabe eines einzigen Wertes die psychologische Grundlage dieser, vom Gesichtspunkte der heilenden Erziehung sehr wichtigen praktischen Frage zu lösen. Wenn wir im Interesse der groben Orientierung den universalen Wert von 1½ Meter annehmen, können wir schon jene Erscheinungen verstehen, welche wir im Leben der Blinden so oft beobachten, wo wir ihnen eine Vorstellung von der originalen Größe und Form größerer Gebäude, Gebirge, Wälder usw. bieten wollen. Auch die auf diesem Gebiete vorhandenen großen Unterschiede zwischen dem Vorstellungsinhalte des Sehenden und Blinden beweisen, daß die Blindheit, infolge Herabminderung der Wahrnehmungsmöglichkeiten, die normale Entwicklung des Vorstellungsinhaltes stark einschränkt. Der sehende Mensch kann sich Entfernungen verschiedener Richtung auch bis zu mehreren Kilometern, als Grundwerte für eine weitere Vorstellung vorstellen, der blinde Mensch dagegen kann sich aus seinen geringen Distanzvorstellungen nicht einmal solche Entfernungen aufbauen, welche innerhalb der Grenze des simultanen Wahrnehmens eines sehenden Menschen liegen. Das ist — wie bereits erwähnt — daraus zu verstehen, daß auch die größte distanzmessende Einheit der Blinden klein ist, und diese Tatsache beschränkt die Blinden stark im Vorstellen größerer Entfernungen.

Beim Erkennen der Distanzen können uns außer den Organen des Sehens und Tastens, auch die Zeitdauer und die Bewegung behilflich sein. Die Dauer und Schnelligkeit der Bewegung, sowie deren Richtung sind die Faktoren, welche das Vorstellen und Werten der Entfernungen dem Blinden erleichtern. Aus der Dauer und der Schnelligkeit der Bewegung können wir aber hauptsächlich auf die relativen Werte der Entfernung schließen und nach einer derartigen Wertung ist das Vorstellen des absoluten Wertes der Entfernung nur so möglich, wenn wir über entsprechende Distanzvorstellungen verfügen. Der Dauer, der Schnelligkeit und der Richtung der Bewegung kommt in dem Vorstellen der Entfernungen eine Bedeutung nur dann zu, wenn wir sie, auf sehr viele Erfahrungstatsachen gestützt, bei dem Vorstellen der Entfernungen benützen wollen. Denn wenn der blinde Mensch bei Hilfe gehöriger Übungsgelegenheit lernt, mittels des Tastens wahrgenommene Entfernungen, mit Benützung der Schnelligkeit und Dauer der Bewegung zu werten, so kann er auf diesem Gebiete zu einem sehr nützlich verwertbaren Maßstab gelangen, denn es wird so das Verstehen jener Entfernungen möglich, von denen er sonst gar keinen Begriff haben könnte. Ein blindgeborener Kollege äußerte sich, in Verbindung mit dieser Frage, folgendermaßen: „Ich war vorher selbst mit dem Begriffe der Ferne nicht im Reinen. Größere Entfernungen und gewisse Dimensionen konnte ich mir gar nicht vorstellen. Dem Blinden scheinen viele Dinge fern stehend, obwohl es sich nicht so verhält. Meiner Meinung nach muß eine Entfernung für den Sehenden viel größer sein, wenn er sagen soll, das ist weit. Von den Formen der Gegenstände kann ich mir jene vorstellen, welche ich täglich wahrnehme, jene aber, welche ich nicht wahrnehmen konnte, kann ich mir gar nicht vorstellen.“

Im allgemeinen schreiten die Blinden langsam einher und

auch dies ist ein Grund dafür, daß ihnen auch kleine Distanzen groß erscheinen. Wie arm aber die blinden Kinder an Entfernungsvorstellungen sind, dies beweist am besten, als eines von vielen, folgendes charakteristische Beispiel. Ein kleines blindes Mädchen der I. Schulklasse kletterte mehrmals aus dem Fenster des im Parterre gelegenen Modelliersaales in den Garten hinunter. Einmal befanden sich die Schüler im Konversationszimmer im II. Stock; dort wettete das Mädchen mit ihrer Schulfreundin, daß sie auch vom Fenster dieses Zimmers in den Garten hinuntersteigen kann. Sie hatte keine Ahnung davon, wie hoch dieses Fenster des II. Stockes über der Erde liegt. Sie stieg aus dem Fenster und stürzte herunter. Glücklicherweise fiel sie in das frisch aufgegrabene Blumenbeet und kam mit einem Beinbruch davon. Ich saß an ihrem Krankenbett und fragte sie, wie sie sich getraute, herauszuspringen? Ihre Antwort war, sie hätte nicht gewußt, wie hoch oben sie war und meinte, daß sie mit den Füßen die Erde ebenso leicht erreichen werde, wie sie sie aus dem Fenster des Modelliersaales schon oft erreicht hätte.

Da die Blinden genötigt sind, sich auch kleine Entfernungen mittels Zusammensetzens geringer Grundwerte vorzustellen, halte ich es für angezeigt, mich auch mit der Frage zu beschäftigen, wieso die Blinden imstande sind, sich von kleineren Distanzen ausgehend, die größeren und von den größeren ausgehend die kleineren vorzustellen.

In Verbindung mit dem Unterrichte der Naturgeschichte hatte ich sehr oft Gelegenheit, bezüglich der aufgeworfenen Frage Versuche und Beobachtungen zu machen. Von mehreren Versuchen erwähne ich hier den gelungensten.

In der Lehrmittelsammlung befand sich ein 15—20 cm langes, aus Papiermaché verfertigtes und ein ausgestopftes Reh von natürlicher Größe. Als das Reh besprochen wurde, machte ich mit den blinden Kindern öfter den Versuch, auf welche Weise sie das Reh leichter erkennen würden: wenn sie zuerst das naturgroße Reh wahrnehmen, oder umgekehrt. In der A-Klasse benützte ich beim Unterricht das kleine Reh aus Papiermaché und achtete sehr darauf, daß die Kinder das naturgroße Reh nicht wahrnehmen sollen. In der nächsten Stunde ließ ich in der B-Klasse zuerst das naturgroße Reh vornehmen. Beim Wiederholen ließ ich das Wahrnehmen umgekehrt anstellen und machte dabei die Erfahrung, daß jene Kinder, welche zuerst das naturgroße Reh wahrgenommen hatten, das kleinere Modell aus Papiermaché leicht erkannten, jene Kinder dagegen, welche vorher am kleinen Modell gelernt hatten, das naturgroße Reh schwerer, unsicherer erkannten. Diese Erfahrung machte ich auch beim Wahrnehmen anderer Tiere oder Gegenstände. Wenn ich ihnen dann die Aufgabe stellte, das wahrgenommene Reh aus dem Gedächtnis nachzuformen, so lösten jene die Aufgabe besser, welche zuerst das kleine Reh wahrgenommen hatten. Zu bemerken ist, daß die vom Reh verfertigte Lehmform in beiden Fällen kleiner ausfiel, als die Modelle waren.

Dieser und ähnliche Fälle scheinen zu beweisen, daß sich das blinde Kind — innerhalb gewisser Grenzen — von der größeren Form ausgehend die kleinere eher vorstellen kann, als von der kleinen aus die große. Den Grund hierfür sehe ich darin, daß z. B. beim Erkennen des naturgroßen Rehes die Größe des ausgestopften Rehes der sukzessiven Wahrnehmungsmöglichkeit der Blinden am meisten entspricht, während beim Wahrnehmen des kleineren Modelles — mit Hinsicht auf die Größe — die bei den Blinden ungewohntere simultane Wahrnehmung in den Vordergrund trat. Im ersteren Falle war die Größe so vorteilhaft, daß die das Reh charakterisierenden Grundformen auch mit Hilfe des Tastsinnes leichter wahrnahmbar waren, während beim Wahrnehmen des kleinen Modells die Kinder bereits mehr der rasch übersehbaren simultanen Wahrnehmungsform zuneigten und so die kleineren Details eher vernachlässigten. Daß sie nach Wahrnehmen des großen Rehes das kleinere leichter erkannten, als im umgekehrten Falle, dessen Grund sehe ich auch darin, daß nach dem Wahrnehmen des großen Rehes, die Harmonie der auf dem kleineren Modell feiner ausgearbeiteten Formen, nach der, auf die Einzelheiten sich ausdehnenden, vorhergegangenen Wahrnehmung, viel besser zur Geltung gelangte; dagegen das, anläßlich des vorhergehenden Wahrnehmens des kleinen Rehes erworbene und in seinen Einzelheiten unklare, oberflächliche Bild beim Wiedererkennen des großen Rehes auseinanderfloß.

Dies wird auch durch den Modellierungsfall bekräftigt. Die Tatsache nämlich, daß jene das Reh besser modellierten, welche das kleinere Modell wahrnahmen, kann teils so erklärt werden, daß diejenigen, welche nach dem großen Modell ein kleineres zu verfertigen hatten, bei der Verkleinerung der Formen einen weiteren Weg zurücklegen mußten, als jene, welche vom kleinen

Modell ausgingen, andererseits aber wirkte auf die, das große Modell Wahrnehmenden der Umstand störend, daß sie während des Wahrnehmens auch viele kleine Formeinzelheiten erkannten, welche sie gleichfalls nachbilden wollten, da sie aber vom Reh kein solches einheitlich aufgebautes Bild besaßen, wie die vorige Gruppe, befaßten sie sich beim Modellieren eher mit den Einzelheiten und vernachlässigten naturgemäß die Ausbildung des Gesamtbildes.

Sowohl aus den bereits erwähnten, wie auch aus unzähligen ähnlichen Fällen kann im allgemeinen gefolgert werden, daß sich die Blinden innerhalb gewisser Wertgrenzen, die größeren Entfernungen in kleineren Werten leichter vorstellen können. Ein sehr wichtiger Faktor der Entfernungsvorstellungen ist der Unterschied der Ausgangsdistanz und der wahrzunehmenden Distanz oder der Größenunterschied. Innerhalb günstiger Distanzgrenzen können sie sich die einander näher liegenden Werte in ihren kleineren Dimensionen viel vollkommener vorstellen, als die ferneren. Bei den mittelgroßen Gegenständen ist demnach die Verkleinerung viel leichter, als die Vergrößerung. Aber auch dies hat seine Grenzen und ist in solchen Fällen gültig, bei denen die Entfernungen mit Hilfe des Tastsinnes noch leicht zu erfassen sind. Wenn jedoch die Teile so groß sind, daß sie in 2, 3, 4 und mehr Wahrnehmungskreisen erfaßt werden können, wird das Gesamtbild der wahrnehmbaren Gegenstände schwerer aufzubauen sein und beim Erkennen solch großer Gegenstände kann das verkleinerte Modell schon viel nützlicher verwertet werden.

Ähnlich verhält es sich beim Wahrnehmen solch kleiner Modelle, welche außerhalb der Möglichkeit des Tastwahrnehmens liegen. Beim Vortrag über Insekten z. B. gebrauchte ich immer vergrößerte Modelle. In meiner Sammlung standen mir der günstigsten Wahrnehmungsgröße entsprechende Modelle zur Verfügung, an denen auch die charakteristischen Formteile der Insekten wahrnehmbar waren. In diesen Fällen erkannten sie nach dem vergrößerten Modelle die naturgroßen kleineren Insekten schon viel schwerer, als beim Wahrnehmen der kleinen Insekten selbst; die Unterscheidung der Details war überhaupt nicht möglich und so war das Vorstellen der Gesamtform in dieser Größe schwer.

Beim Vorstellen der Entfernungen ist bei den Blinden dieselbe Regelmäßigkeit zu beobachten, wie bei den Sehenden.

Der Unterschied besteht bloß darin, daß bei den Sehenden die simultan noch gut erfaßbare Grunddistanz viel größer ist, als bei den Blinden und aus diesen Grunddistanzen können die Sehenden unvergleichlich größere Entfernungen aus dem Gedächtnis zusammentragen und sich vorstellen. Dies beweisen besonders die Fälle der, mittels der Schallquellen festgestellten Entfernungen. Der sehende Mensch kann bei einer in größerer Entfernung befindlichen Schallquelle viel eher die Entfernung bestimmen, als der blinde Mensch, welcher mit Hilfe der Schallquellen richtig nur kleinere Distanzen zu werten imstande ist, oder aber er qualifiziert die, aus größerer Entfernung stammenden Töne als von viel geringerer Distanz stammend.

Das richtige Werten und Vorstellen der Entfernungen kann auch eine, im Leben der Blinden nützlich verwertbare Seelentätigkeit sein. Und da das Ausbilden dieser Fähikgeit zu den leichter lösbaren Aufgaben der heilenden Erziehung gehört, ihre Verwertung aber vom Gesichtspunkte des täglichen Lebens sehr notwendig ist, halte ich es für unerläßlich, daß in den Lehrplan der Blinden die Ausbildung der Entfernungsvorstellungen — abgesondert von dem, in den Unterrichtsgegenständen enthaltenen Kenntnismaterial — mit selbständiger Zielsetzung aufgenommen werde. Während der sehende Mensch genötigt ist, von den Entfernungen verschiedener Richtung mit Hilfe fast ständig einwirkender Reize gelegentlich Kenntnis zu nehmen, während sich also seine Orientierungsfähigkeit natürlich entwickelt, benötigt das blinde Kind auch auf diesem Gebiete eine bewußt und systematisch aufgebaute Erziehung. Die Entwicklung seiner Entfernungsvorstellungen kann daher vornehmlich auf künstlichem Wege gesichert werden. Daß auf diesem Gebiete ein entsprechendes Resultat zu erreichen ist, dafür dienen als mahnendes Beispiel jene etlichen blinden Leute, welche unter dem Zwange der Umstände oder aus Privatfleiß erlernt haben, sich selbständig zu bewegen und auch in den verkehrsreichsten Straßen sich zu orientieren.

h) Die zur Ausführung und Erkennung der Bewegungsformen nötigen Grundvorstellungen

Die Erkennung, Nachahmung und Vorstellung der, den Zwecken des täglichen Lebens dienenden, in verschiedenen Formen und mit verschiedener Schnelligkeit verrichteten Bewegungen oder Handlungen ist für den sehenden Menschen eine sehr leichte Sache, sozusagen seine naturgemäße Fähigkeit. Dem Blinden dagegen eine sehr schwer lösbare Aufgabe. Obwohl beim Durchführen der Bewegungen und Handlungen den Lage- und Bewegungsempfindungen die wichtigste Rolle zukommt, wird beim sehenden Menschen dennoch, durch das gelegentliche und öftere Sehen der Bewegungen und Handlungen, die Aufmerksamkeit von der bewußten Beobachtung der Lage- und Bewegungsempfindung in einem gewissen Grade abgelenkt und wird somit bei ihm die Vorstellung der Bewegung sowie der Handlung hauptsächlich durch die, mittels des Sehens erworbenen Bewegungs- und Handlungsformen gebildet, auch in jenem Falle, wenn er sich von der Form seiner eigenen Bewegung oder Handlung eine Vorstellung machen soll.

Das Beobachten und Wahrnehmen der Bewegungen anderer kann nur durch die weiteren sinnesorganischen Verbindungen geschehen. Zur Bewerkstelligung dieser Verbindung ist das Sehorgan besonders geeignet, weil es uns nicht bloß von der Tatsache der Bewegung schon aus großer Entfernung Nachricht gibt, sondern gleichzeitig auch die Formen und sonstigen Faktoren der Bewegung zur Kenntnis bringt. Den Gesichtsvorstellungen kommt demnach auch beim Erkennen, Nachahmen und Vorstellen der Bewegungen und Handlungen eine sehr große Rolle zu und die, von den Bewegungen, sowie den Handlungen erworbenen Gesichtsvorstellungen können weder mit Hilfe des Tastens, noch des Hörens vollwertig ersetzt werden.

Von entfernten Bewegungen und Handlungen können wir auch mittels des Hörens Kenntnis erlangen, doch die von den Bewegungen und Handlungen ausgehenden Schallreize können nur im Bezug des Wahrnehmens und Erkennens von Bewegungs- und Handlungsverläufe verwertet werden, von den Formen der Bewegung und Handlung bieten aber diese Reize keine Vorstellung. Solche Hörreize werden als einfache Gehörs- Erinnerungsspuren, als Schallvorstellungen aufbewahrt, bestenfalls verknüpft mit der Tatsache der Entfernung und Richtung der Bewegung, aber keinesfalls auch mit deren Formen. Sie sind demnach vornehmlich dazu geeignet, daß wir mit ihrer Hilfe die noch nicht bekannten Bewegungen und Handlungen wahrnehmen, und die bereits bekannten aus dem Gedächtnisse reproduzieren, aber das Erkennen der Bewegungen und Handlungen wird durch die Hörreize bloß bezüglich der charakteristischen Schallfaktoren unterstützt.

Das blinde Kind und auch der erwachsene Blinde spricht sehr oft von solchen Bewegungen und Handlungen, deren Schalleindrücke er bloß kennt, sich aber niemals unmittelbare Reize von denselben verschaffen konnte. Ihre Formen zu beschreiben oder nachzuahmen ist er nicht imstande, da er von diesen Bewegungen und Handlungen hauptsächlich nur eine Kenntnis, aber keine Anschauung hat.

Die Blinden hören zwar das Poltern des Eisenbahnzuges, aber von sich selbst können sie sich nie eine Vorstellung verschaffen, wie die Bewegung des Zuges auf den Schienen geschieht. Sie hören das Geräusch der Wagen, aber, ohne systematisches Lernen, können sie sich die gleichzeitige Bewegung von Pferd und Wagen nicht vorstellen. Sie haben Kenntnis davon, daß die Vögel in der Luft fliegen, sie können auch angeben, daß der Vogel hoch oben und schnell fliegt, aber die abwechslungsreiche Form des Fliegens sich vorzustellen sind sie nicht imstande. Nicht einmal von der Harmonie der einfachen Gehbewegung besitzen sie eine gelegentlich erworbene Vorstellungsform.

Zum Ausdruck der einfacheren menschlichen Bewegungen gibt es in der lebenden Sprache einen sehr reichen Wortschatz. Diese Wörter werden auch von den Blinden sehr oft benützt, und besonders erwachsene Blinde gebrauchen sie, gewandt in der Bedeutung der Wörter, auch richtig. Den Inhalt der Bewegung bedeutenden Wörter aber können sie sich nicht nur nicht vorstellen, sondern sie sind auch nicht imstande, sie nachzuahmen. Ich habe von diesen, die menschliche Bewegung bedeutenden Wörtern die allereinfachsten ausgewählt und versuchte dieselben von den blinden Kindern nachahmen zu lassen. Als ich ihnen sagte: „Gehet!“ wurde dieser mein Befehl von den meisten Kindern unrichtig und mit schwerfälligen Bewegungsformen ausgeführt. Als ich ihnen dann die Weisung erteilte, zu laufen, wurden ihre Bewegungen noch unsicherer und plumper. Zwischen einfachem Gehen und Spazierengehen konnten schon die meisten Kinder keinen Unterschied machen; die trottenden, schwebenden und ähnlichen Bewegungen aber waren gar keine imstande nachzuahmen. Auch solche waren unter ihnen, welche nicht einmal spaziermäßig gehen konnten. Den schlürfenden Gang konnten naturgemäß schon mehrere nachahmen.

Das entfernte und gelegentliche Wahrnehmen der Formen, der Bewegung und Handlung fehlt im Leben der Blinden sehr. Dies die Ursache, weshalb sie ohne eine besondere heilende Erziehung nicht imstande sind, sich von Bewegungen und im täglichen Leben vorkommenden Handlungen eine der Wirklichkeit entsprechende Vorstellung zu bilden. Selbst von ihrer eigenen Bewegung wissen sie nicht, daß sie nicht ganz normal ist und auch hiervon erlangen sie nur so Kenntnis, wenn sie den Unterschied zwischen ihrem unvollkommenen und dem normalen Gang unmittelbar beobachten können. Die Prognose der heilenden Pädagogie ist in dieser Hinsicht anmuntend, denn mit Hilfe zweckmäßig aufgebauter Bewegungsübungen werden auch sie imstande sein, die Bewegungen in annehmbaren, normalen Formen durchzuführen, kompliziertere Handlungen nachzuahmen und sich vorzustellen. Nötig ist dann noch, daß im Lehrplan der Blinden, im Abschnitt der heilenden Erziehung, das zum Unterricht der Bewegungen und Handlungen notwendige Lehrmaterial, diesem Ziele entsprechend Platz nehme, nicht aber den Zielen der allgemeinen Körpererziehung dienend. In solchen Fällen aber, wo das Wahrnehmen der Bewegungen und Handlungen vom Gesichtspunkte der Orientierung nötig ist, ist es nicht unbedingt wichtig, daß sich die Blinden die Formen der Bewegung oder Handlung vorstellen sollen. Zur Unterstützung der Orientierung können sich auch ungeschulte Blinde von den in der Umgebung geschehenden Bewegungen und Handlungen nützlich verwertbare Schallreize verschaffen. Auch sie können uns berichten, was für Begebenheiten sich um sie herum abspielen; sie sind sogar imstande, dieselben vom Gesichtspunkte der Orientierung (nach Distanz, Richtung, Schnelligkeit usw.) beiläufig zu werten. Wenn ich mich z. B. zu kleinen Kindern in die Klasse begebe, den Rock ablege, an den Rechen hänge, mich dann zum Klassentisch setze und schreibe, sind sie nicht nur imstande, diese einander folgenden Handlungen zu beobachten, sondern sie können auch hersagen, was ich gemacht habe. Dies aber in ihrer Form nachzuahmen sind sie nicht imstande. Vor den sehenden Kindern erscheint diese einfache Handlungsreihe so, wie wir sie vor ihnen durchführen, die blinden Kinder dagegen können sich die ihnen gleichartig mitgeteilte Handlungsreihe nur nach ihren eigenen Bewegungsvorstellungen vorstellen.

Die Welt des Sehenden ist das lebhaft bewegte Leben, welches seine Lebhaftigkeit und Natürlichkeit aus der großen Anzahl der Gesichtsreize schöpft; in der Welt der Blinden hingegen lebt dieses lebhaft bewegte Leben in vielen Zügen verfälscht und wenn sich hier und dort auch etwas regt, ist diese Bewegung hauptsächlich das Resultat der künstlichen Vorstellung und ist von der Wirklichkeit oft sehr weit entfernt. Dieser Inhalt wird, ohne bewußte heilende Erziehung, nie zum nützlich verwertbaren Faktor der Aktivität des Seelenlebens, aber durch den Aufbau der abwechslungsreichen Reihe der Bewegungsformen wird in der Seelenwelt der Blinden das Erkennen und das Zurgeltunggelangen der normalen Formen, und zugleich die Verminderung des Minderwertigkeitsgefühles wesentlich gefördert.

i) Die zur Erkennung des Lebensalters nötigen Grundvorstellungen

Es gibt keine lehrreichere Anschauung im Leben des Menschen, als jene, welche uns das Vordringen, die Entfaltung, den Verfall und das Vergehen der verschiedenen Entwicklungsphasen des Lebens erschließt. Während der Betrachtung der den verschiedenen Lebensaltern entsprechenden Erscheinungen schafft sich der Mensch jenes Spiegelbild des Lebens, ohne welches es keine Naturkenntnis gibt, keine echte Lebensphilosophie sich nicht entwickeln kann und auch unser Glaube an das große Werk des Schöpfers im Leben selbst nicht jene Quellen auffinden kann, zu welchen wir, sehende Menschen, in Zeiten der Unsicherheit, so oft zurückkehren.

Unsere, durch die Anschauung der Erscheinungen des Lebensalters erworbenen Vorstellungen und Kenntnisse würden uns die meisten Wahrheiten für die menschliche Belehrung und Voraussicht liefern; und wer von diesen Wahrheiten gar nichts oder nur sehr wenig zu erfassen imstande ist, gleicht in seinem Leben dem, in der Wüste umherirrenden Wanderer, welcher bereits ziemlich weit gelangte, aber erst von anderen erfährt, wohin sein Weg führt.

Die Erkennung der mit den verschiedenen Lebensaltern einhergehenden Erscheinungen bedeutet für den sehenden Menschen kein Problem, denn das beständige Betrachten des Lebens führt jene äußeren und inneren Erscheinungen unwillkürlich in seine Seele hinein, in welchen Erscheinungen er die zum Lebensalter gehörigen Faktoren von selbst erkennt. Die abgesonderte, in vielen Beziehungen abgesperrte Welt der Blinden schränkt auch die Anschauung der verschiedenen Lebensalter stark ein. Vornehmlich die den Lebensaltern entsprechenden äußeren Faktoren sind es, deren Anschauung wir sie im ersten Augenblick beraubt finden; eben diese Äußerlichkeiten können aber im Seelenleben des Menschen sehr wertvolle, dauernde Spuren hinterlassen.

Den verschiedenen Lebensaltern des Menschen entsprechen ganze Bilderreihen. Die Epoche des Säuglings, des Kindes, des Jünglings, des Erwachsenen, des Alten und des Greises scheidet nicht bloß durch die Zahl der Jahre die Menschen voneinander, sondern macht uns, auch unabhängig von unserem Willen, gelegentlich mit einer Menge von, diese Lebensalter charakterisierenden äußeren und inneren Faktoren bekannt. Die Veränderungen der äußeren Form, der Größe und der Stimme, die wechselnden Werte der, die seelische Reife verratenden Lebenskenntnis und Lebensweisheit repräsentieren für die Erkenntnis ein sehr wertvolles und nützliches Terrain. Der Umfang und die Größe des Körpers, die Ausdrucksformen, die Mimik des Gesichtes, die äußere Erscheinung des Ganges, die Stärke, Klangfarbe und Schnelligkeit der Stimme, die Gedanken, Qualität und Umfang des Inhaltes der dieselben ausdrückenden Sprache: all dies sind Faktoren, welche mit dem Lebensalter zusammen erscheinen und zur Geltung kommen und von welchen die Blinden für ihr Leben entsprechende Werte zu sammeln imstande sind. Dennoch sind besonders die Reichhaltigkeit der Sprache und das Kolorit der Stimme jene zwei Faktoren, von denen sie auf das Lebensalter ihrer Mitmenschen, ohne jedweden äußeren Eingriff, gelegentlich zu folgern vermögen. Wie viele Faktoren gehen aber für sie verloren, an welchen die Entwicklung, die einander ablösenden Zeitabschnitte des Lebens und Vergehens erkannt werden können.

Über diese Fragen habe ich mit den erwachsenen Blinden sehr oft gesprochen und aus ihren Angaben überzeugte ich mich davon, daß sie die charakteristischen Eigenschaften des kleinen Kindes, des Jünglings, des Erwachsenen und des Greises zwar andeuten können, doch haben sie von den verschiedenartigen Menschen bei weitem nicht solch abwechslungsreiche Vorstellungsreihen, wie wir, Sehende. Bei ihnen ist die charakteristische Verbindung der menschlichen Stimme mit dem Lebensalter viel vollkommener und minutiöser ausgearbeitet, als bei den Sehenden. Während sie bezüglich der äußeren Formen auch auf diesem Gebiete sehr arm sind, widmen sie dem mit dem Lebensalter sich entwickelnden inneren Gehalt um so mehr Aufmerksamkeit. Insbesondere die intelligenten Blinden sind imstande, vom Inhalt des Gespräches auf das Lebensalter zu schließen und wenn die heilende Erziehung, im Interesse der Beleuchtung dieser Frage, die mit dem Lebensalter verknüpften wenigen, jedoch sehr wertvollen Vorstellungselemente zur Entwicklung zu bringen und noch bewußter zu machen imstande sein wird, dann werden auch sie sich sicherer unter den mit ihnen verkehrenden Menschen orientieren.

j) Die zur Erkennung der verschiedenen Gefühlszustände nötigen Grundvorstellungen

Im gesellschaftlichen Leben ist es sehr notwendig, daß wir von den Gefühlszuständen anderer, von den seelischen Eigenschaften der Menschen und diesen sich anschließend von ihren, zur Erkennung der Individualität und des Charakters nötigen verborgenen Eigenschaften uns Kenntnis und Orientierung verschaffen können. Dies die Ursache, daß ich die Frage der zur Erkennung der Gefühlszustände nötigen Vorstellungselemente abgesondert zu erörtern wünsche, denn ich möchte, daß im Verlaufe der zukünftigen Entwicklung der Blindenpädagogie diese Frage bei der Erziehung fürs Leben, stets den Gegenstand besonderer Erwägung bilden soll.

Die Frage lautet demnach, ob die Blinden von den Gefühlszuständen und von den mit ihnen verknüpften inneren Seeleneigenschaften der Menschen imstande sind, sich Kenntnis zu verschaffen?

Die sehenden Menschen erkennen den Gefühlszustand anderer besonders mit Hilfe der durch Einwirkung der Empfindungen hervorgerufenen, abwechslungsreichen Erscheinungsformen des Mienenspieles und der Ausdrucksbewegungen. Die wechselnde Erscheinung der Gefühlszustände der Menschen steht auch mit der lebenden Sprache in enger Verbindung, deshalb ist das Zurgeltunggelangen der gemeinsamen Wirkung der lauten Sprache und des Gefühls im lauten Sprechen jene Erscheinung, welche die Blinden bei der Erkennung der menschlichen Gefühle sehr nützlich verwerten können.

Von der Gesichtsmimik, dem Augenspiele, den Ausdrucksbewegungen haben nämlich die Blinden entweder eine sehr mangelhafte oder überhaupt keine Vorstellung. Nicht einmal ihre eigenen

Gefühlszustände sind sie imstande mit normalem Mienenspiel und Ausdrucksbewegungen zu begleiten, sie machen vielmehr nicht selten Bewegungen, die das Entgegengesetzte ihrer Gefühlszustände ausdrücken, und sie zeigen eine unregelmäßige Gesichtsmimik. Die Blinden können sich nicht vorstellen, wie ein gütiges, sanftes, friedliches oder ein ärgerliches, wütendes, grausames usw. Gesicht beschaffen ist, weil sie hiervon keine Vorstellung besitzen, ihre eigene Mimik aber höchstens instinktiv, unter dem Einflusse der erblich erworbenen, primären Verknüpfung erscheint. Ihre Gefühle sind sie jedoch imstande mit Hilfe des Tones der Sprache, in den feinsten Variationen auszudrücken, oder den Gefühlszustand anderer, mittels Beobachtung der feinsten Variationen der Töne sicher genug zu erkennen. Ihre mit den verschiedenen Gefühlen zusammen erscheinenden Tonvorstellungen sind viel vollkommener, als jene der Sehenden. Ihre Beobachtung der, mit den Gefühlen verknüpften und dieselben charakterisierenden Variationen der Klangfarbe, Stärke und Geschwindigkeit der Stimme ist so minutiös und vollkommen ausgebildet, daß sie auch Einzelheiten wahrnehmen, an welche der sehende Mensch gar nicht denkt. Als wenn sie in die Seele des sehenden Menschen mit einem „Tonmikroskop" hineinschauen würden und so auf deren Aufrichtigkeit, Heimtücke, Schlauheit und sonstige Seeleneigenschaften folgern würden.

Ich hatte schon sehr oft Gelegenheit zu erfahren, welch zutreffende Kritik besonders die erwachsenen Blinden, aus der Form und dem Inhalt der Rede des sehenden Menschen auf die Individualität und den Charakter folgernd, laut werden ließen. Dies ist ein sehr großes Glück für die Blinden, denn sie können am sehenden Menschen solche Eigenschaften beobachten, an welche die, an mimische Entlarvungen gewohnten Menschen gar nicht denken. Eben darin liegt aber auch ihre Schwäche, weil sie vor dem sehenden Menschen ihren eigenen Gefühlszustand mit Hilfe ihrer Stimme zu verschleiern sich bestreben, ihre Mimik verrät aber immer dem Sehenden, ob ihre Sprache eine aufrichtige ist oder nicht.

k) Gehörsvorstellungen

Die Blinden können sich mit Hilfe der Schallreize von vielen solchen Dingen Kenntnis verschaffen, von denen der sehende Mensch mit Hilfe des Tones nur schwer oder überhaupt nicht imstande ist Erscheinungen richtig zu werten. Dies verhält sich so, weil im Leben der sehenden Menschen vornehmlich die visuellen Elemente vorherrschen, die Blinden dagegen mit der entfernteren Außenwelt hauptsächlich mittels Hörverbindungen verkehren und daraus resultiert eine vollkommenere Entwicklung der Tonvorstellungen und zwingt den Blinden zur feineren Aufarbeitung der Töne. Dies ist die Ursache, weshalb unter den Sehenden viele der Meinung sind, daß ihr Hörorgan und demnach ihr Gehör vollkommener entwickelt ist, als jenes der Sehenden und deshalb finden sich unter den Blinden vielmehr geborene Musiktalente, als unter den Sehenden.

Diese irrige Meinung schien besonders vor dem Bekanntwerden der Resultate der experimentellen Psychologie gültig.

Bei der Erörterung der Tonvorstellungen halte ich es für nötig, bezüglich der Hörfähigkeit und des Musiktalentes der Blinden Stellung zu nehmen, denn sonst könnten wir beim Studium der Tonvorstellungen der Blinden viele Erscheinungen falsch deuten.

Tatsache ist, daß unter den Blinden in viel höherem Prozentsatz solche Leute vorhanden sind, welche sich für die Tonkunst interessieren, als unter den Sehenden. Die bei der Untersuchung des Gehörsinnes erhaltenen Daten beweisen jedoch, daß die Hörfähigkeit der Blinden keinesfalls feiner ist, als jene der Sehenden und dennoch können sie, auch unter schwierigeren Verhältnissen, Musik mit eben solchem Erfolge oder noch vorzüglicher betreiben, als die Sehenden. Der Grund dieser Erscheinung ist vornehmlich in der vollkommeneren Ausbildung und dem stark differenzierten Zustande der Hörvorstellungen zu suchen.

Bei der Untersuchung des Gehörsinnes der Blinden pflegt man verschiedene Methoden anzuwenden. Am einfachsten geschieht die Untersuchung mittels einer Taschenuhr, wobei festgestellt wird, aus welcher Entfernung das Individuum das Ticken der Uhr hört. Man pflegt das Gehör auch mittels Flüstersprache zu untersuchen. Genauer kann die Schärfe des Gehörs mittels des Wundtschen Fallfonometers und des Zothschen Gehörschärfemessers festgestellt werden. Dann wird behufs Feststellung der Unterscheidung der Töne eine Stimmgabelreihe angewendet.

Mit der Untersuchung der Hörfähigkeit der Blinden hat sich die Fachliteratur intensiv genug befaßt und sie befaßt sich auch weiter damit; so bin ich in der Lage, in Verbindung mit dieser Frage das Resultat mehrerer Untersuchungen mitteilen zu können.

Schröder äußert sich wie folgt: „Eine besondere angeborene Feinheit des Gehörs bei Blinden anzunehmen, sind wir nicht berechtigt. Nur die größere Übung dieses Sinneswerkzeuges bei Blinden den Sehenden gegenüber verursacht eine größere Schärfe und Empfindlichkeit."

Dufour hat bei der Untersuchung des Gehörs folgendes festgestellt: „Die Hörschärfe der Blinden ist größer, als die der Sehenden. Der Mittelwert des Gehörs dreier normaler Menschen betrug fast nur die Hälfte von dem der Blinden." Seiner Meinung nach findet dieser Unterschied in der eingeübten Beobachtungsfähigkeit seine Erklärung.

Grazzi untersuchte im Blindeninstitut zu Florenz die Hörfähigkeit der Blinden und fand, daß ihr Gehör nicht feiner ist, als das der Sehenden, was sie aber nicht daran hindert, ihr Gehör mit größerem Nutzen zu verwerten, als die Sehenden.

Griesbach fand in Verbindung mit der Höruntersuchung, daß die Hörschärfe sowohl der Blinden, wie auch der Sehenden große individuelle Unterschiede zeigt. Bezüglich der Hörfähigkeit besteht zwischen Blinden und Sehenden kein wesentlicher Unterschied.

Laut Waidele konnte in unzähligen Fällen der Erblindung, sowohl bei den blindgeborenen, wie auch bei den später erblindeten Individuen ein größerer Wert der Schärfe der Hörfähigkeit nicht festgestellt werden. Unter den Blinden findet man oft solche mit abnormer Hörfähigkeit, jedoch häufiger solche mit herabgesetzter, als mit erhöhter Hörfähigkeit.

Kunz fand bei den Blinden eine durchschnittliche Hördistanz von 311, bei den Sehenden von 374 cm.

Die mit Stimmgabeln vorgenommenen Untersuchungen von Hörter bestätigten die Untersuchungen Griesbachs.

Bezüglich der musikalischen Begabung der Blinden lautet die Meinung Schröders, daß die Blinden im allgemeinen keine größere Musikbegabung besitzen, als die Sehenden.

Die Fähigkeit der Feststellung der Schallrichtung ist laut Dufour bei den Blinden viel besser als bei den Sehenden; während sie sich um 6 Grade irrten, betrug der Irrtum bei den Sehenden 13 Grade.

Griesbach fand bei der die Schallrichtung feststellenden Untersuchung, daß bei den in einem 40 Meter langen Korridor und im Garten angestellten Untersuchungen der durchschnittliche

Irrtum am linken Ohr bei den Blinden 16 Grad 23 Min., bei den Sehenden 17 Gr. 17 Min. ausmachte. Bei der am rechten Ohre vorgenommenen Untersuchung war der Fehler bei den Blinden 19 Gr. 53 Min., bei den Sehenden 17 Gr. 40 Min. Bei gleichzeitiger Untersuchung beider Ohren war der konstatierte Irrtum bei den Blinden 11 Gr. 47 Min., bei den Sehenden 10 Gr. 2 Min. Er fand demnach, daß die Unterscheidung der Tonrichtung mittels des Gehörs bei den Sehenden und Blinden, praktisch genommen, gleichförmig ist und bei beiden Gruppen individuelle Abweichungen aufweist, und daß sie mit beiden Ohren viel sicherer ist, als mit einem Ohr.

Heller machte die Erfahrung, daß die Blinden Geräusche viel besser lokalisieren können, als musikalische Töne.

Krogius beweist mit seinen 6000 zur Feststellung der Schallrichtung vorgenommenen Versuchen, daß die Wahrnehmung der Schallrichtung bei den Blinden besser ist, als bei den Sehenden. Bei den Blinden betrugen die irrtümlichen Fälle die Hälfte jener der Sehenden.

Die aufgezählten Fälle beweisen, daß die Hörfähigkeit der Blinden um nichts besser ist, als die der Sehenden, und dennoch interessiert sich — laut in den Blindeninstituten gemachten Erfahrungen — ein größerer Prozentsatz der Blinden für Musik, als dies bei den Sehenden beobachtet werden kann; auch können die Blinden die Schallreize zur Lösung praktischer Probleme viel besser benützen, als die Sehenden.

Den Grund ihres besonderen Interesses für die Musik und ihrer Fähigkeit zur besseren und vollkommeneren Benützung der Schallreize, finde ich darin, daß während im Leben der Sehenden die abwechselnden Wirkungen der Farben, Formen, Proportionen in erster Reihe als Gesichtsreize zur Geltung kommen, der Blinde schon seit seiner Kindheit von der entfernteren Umgebung vornehmlich mittels des Hörens Kenntnis erlangen kann. Wenn er die Schallerscheinungen der Umgebung vom Gesichtspunkte der Erkennung der tongebenden Person, bzw. des Gegenstandes oder der Handlung verwerten will, muß er auf viele solche Tonfaktoren Acht geben, welche der sehende Mensch, bei vollkommenerem Sehen, ohne jeden Verlust, vernachlässigen kann. Seine richtige und naturgemäße Zerstreuung sucht der blinde Mensch nicht bloß im Genusse der musikalischen Töne, sondern findet sie auch in der mit Hilfe der Schallreize erreichbaren Erkennung der

Gegenstände und Erscheinungen der Umgebung. Ob sich die Blinden nun in ihrer engsten Umgebung aufhalten oder aber in der Natur Zerstreuung suchen, ihre Stimmung und ihre Gedanken werden in überwiegendem Maße von dem abwechselnden Kolorit, der Stärke und Höhe der Schallreize und ihrer Eigenart bezüglich der Schallquelle gelenkt. Die Töne wachsen sozusagen mit dem individuellen Leben der Blinden zusammen, für sie sind die Schallreize fast unentbehrlich und dies ist der Grund dafür, daß sie die, viel Freude bereitenden und Erfahrungen bietenden Schallreize viel besser verstehen, als die Sehenden und deshalb auch mehr liebgewinnen. Aus diesem fortwährenden Daraufangewiesensein und dem beständigen Bestreben zum Entziffern der Schallreize resultiert die Differenzierung der Töne und eben infolge dieser großen Differenziertheit sind im Seelenleben der Blinden die Schallfaktoren der Vorstellungen die vollkommensten seelischen Inhalte und sozusagen die Hauptstärken und die größten Werte des Seelenlebens.

Ich muß daher jenen Standpunkt als Irrtum erachten, laut dem die Blinden eine viel vorzüglichere musikalische Begabung besitzen würden, als die Sehenden. In den Vorstellungen der Blinden sind aber nicht bloß die oberflächlicher orientierenden heterogenen Hörelemente auffindbar, sondern die Gehörsfaktoren der Vorstellungen sind infolge der öfteren Wiederholung durch eine starke Homogenität und eine feinst ausgearbeitete Homologie charakterisiert. Aus dieser Tatsache darf natürlich nicht gefolgert werden, daß zur gleichwertigen Entwicklung der Hörvorstellungen unbedingt das Fehlen des Sehens nötig wäre, denn bei sehenden Menschen von stark auditivem Typus ist ein besonderes Interesse für die Schallreize und die vollkommenere Aufarbeitung der Gehörsfaktoren der Vorstellungen wahrzunehmen, ebenso wie bei den Blinden.

Zum Beweis dessen, wie vollkommen die Blinden imstande sind die Gehörsvorstellungselemente aufzuarbeiten, erwähne ich meine folgenden Fälle:

In den Naturgeschichtsstunden machte ich die Erfahrung, daß mehrere von den blinden Kindern der III. Klasse die Stimmen der Tiere sehr getreu nachahmen. Nun reifte in mir der Entschluß, durch meine Zöglinge das Nachahmen der verschiedenen Tierstimmen systematisch vornehmen zu lassen. Am Ende des Schuljahres erteilte ich ihnen den Auftrag, in den Sommerferien je mehr

Tierstimmen zu beobachten, nachzuahmen zu versuchen und von ihren Studien im September Bericht zu erstatten.

Den Auftrag empfingen sie mit großer Freude und auch das erreichte Resultat war sehr bemerkenswert. Die Stimme der Hunde, Pferde, Rinder, Spatzen, Hühner, Kücken, Tauben wurden nicht bloß schablonenmäßig, sondern in sehr großen Variationen nachgeahmt. Lehrreich und wertvoll waren die, in Verbindung mit den Handlungen erlernten und die Handlungen ausdrückenden Stimmennachahmungen.

Ein 12jähriger blinder Knabe hörte z. B., wie seine Mutter des Morgens die Schweine zum Schweinehirten hinaustrieb und der Haushund das langsam trabende und grunzende alte Schwein angriff. Die Stimmimitation begann mit dem Tuten des Schweinehirten, darauf folgte die Stimme der Mutter, wie sie die Schweine antrieb. Dann kamen die abwechselnden Stimmen der, aus dem Stall hinauseilenden Schweine, wobei die verschiedenen Stimmen der älteren und jüngeren Schweine ganz deutlich zu unterscheiden war. Der Haushund griff die Schweine an und auf sein Gebell wendete sich das ältere Schwein mit angreifender Stimme gegen den Hund, die jungen liefen aber heulend auseinander. Aus den Stimmen konnte man ganz gut heraushören, daß der Hund und das alte Schwein miteinander in Streit geraten waren, der Hund das Schwein gebissen hat, dieses aber den Hund fest anstieß, zuletzt liefen sie heulend-quietschend auseinander.

Die die Handlung begleitenden Töne waren so ausdrucksvoll nachgeahmt, daß im sehenden Zuhörer die ganze Handlung sozusagen sich neu widerspiegelte.

Ein 12jähriges blindes Mädchen ahmte die Stimmen einer, die Jungen fütternden Schwalbenmutter und der kleinen Schwalben nach in dem Miteinander, wie sie es unter dem Neste stehend Tag für Tag beobachtete. Bemerkenswert war in der Stimmennachahmung, wie die Stimmen der hungrigen und der satten kleinen Schwalben, dann aber die Stimme der, ihre Jungen fütternden oder unterhaltenden alten Schwalbe, an die Handlung angeknüpft, sehr genau herausgehört werden konnten. Diese Fähigkeit, Stimmen nachzuahmen, fand sich bei den blinden Kindern nicht nur sporadisch vor, sondern zu jener Zeit verstanden die meisten Schüler der Klasse irgendeine Menschen- oder Tierstimme zu imitieren. Wie vollkommen es gelang, diese Tätigkeit bei ihnen auszubilden, wird am besten durch die Tatsache bewiesen, daß wir für das sehende Publikum eine öffentliche Vorstellung unter dem Titel: „Morgenstimmung im Dorfe" veranstalteten. Die Vorstellung gelang sehr gut und die teilnehmenden blinden Kinder erhielten ein anerkennendes Lob.

Ähnliche Erscheinungen sind auch auf dem Gebiete des Musikunterrichtes zu beobachten. Die blinden Kinder lernen die Geigen- und Klavierübungen ohne Noten und spielen sie aus dem Gedächtnis. Das Musiklernen ohne Noten und das Spielen aus dem Gedächtnis bedeutet für sie keine besondere Belastung. Ich kenne auch einen Fall, wo zwei unserer blinden Zöglinge von den im Redoutensaal vorgetragenen Konzert je einen Satz der zum erstenmal gehörten Symphonie nach Hause brachten, resp. hier zu Hause aus dem Gedächtnisse nachspielten. Die vorzüglichen Leistungen der blinden Klavierstimmer beweisen ebenfalls, daß die Blinden sehr feine Nuancenunterschiede der Töne wahrnehmen können.

Das Gesagte zusammenfassend, können wir feststellen, daß zwischen der Hörfähigkeit der Blinden und der Sehenden ein Unterschied nicht vorhanden ist, und daß jene Erscheinungen, welche die vorzüglichere Hörfähigkeit der Blinden zu rechtfertigen scheinen, nicht in dem vollkommener entwickelten Zustand der physischen Hörfähigkeit, sondern in den, infolge des Daraufangewiesenseins sich vollkommener als bei den Sehenden entwickelnden Gehörsvorstellungen, resp. in der feineren Entwicklung der Gehörsfaktoren der verschiedenen Vorstellungen, ihre Erklärung finden.

2. Über die Vorstellungen der später Erblindeten

Vom Gesichtspunkte der Entwicklung der Vorstellungen der Blinden, kann auch der Zeitpunkt der Erblindung nicht außer Acht gelassen werden. Ich halte das Bestreben für verfehlt, welches die Blinden, vom Gesichtspunkte der heilenden Erziehung, als eine einheitliche Gruppe zu betrachten wünscht, innerhalb welcher Gruppe es mit Hilfe der, der Blindheit anzupassenden Unterrichtsmethoden und Lehrmittel, nur den Unterricht der Blinden zu lösen trachtet, an den zweckmäßigen Ausbau der heilenden Erziehung aber nicht denkt.

Der Zeitpunkt der Erblindung ist nicht bloß vom Gesichtspunkte der Grenzbezeichnung des sehendem und blindem Zustandes in Betracht zu nehmen, sondern er macht auch für die heilende Erziehung nützliche Wertungen möglich. Der Inhalt, der

Umfang und die Stärke der im sehenden Lebensalter erworbenen Vorstellungen bestimmen es nämlich, im welchen Maße tritt mit der Tatsache der Erblindung auch die Blindheit des Seelenlebens ein; dieselben Faktoren gestatten auch, uns darüber zu orientieren, ob der im sehenden Alter erworbene Vorstellungsinhalt, nach Verlust des physischen Sehens, in Verbindung mit der zur Vorstellungserwerbung nötigen seelischen Tätigkeit, verwendet, und in welchem Maße er bei der Erwerbung neuer Vorstellungen verwertet werden kann.

Diese Fragen bewogen mich, die Vorstellungen der vor und nach dem 5. Lebensjahre erblindeten Individuen in besonderen Gruppen zum Gegenstande einer Untersuchung und, vom Gesichtspunkte der heilenden Erziehung, einer Bewertung zu machen. Mit dieser Gruppierung schließen wir schon im vorhinein die Möglichkeit aus, daß die, im sehenden Alter erworbenen Vorstellungen die Ergebnisse der Untersuchung zugunsten der früh Erblindeten beeinflussen; auch wurde die Beleuchtung jener Frage möglich, in welchem Zustande die vor der Erblindung erworbenen Gesichtsvorstellungen verbleiben und in welchem Maße sie geeignet sind, das Seelenleben des erblindeten Menschen ein ganzes Leben hindurch mit Gesichtsvorstellungselementen zu erleuchten.

Eine Diagnose für die heilende Erziehung aufzustellen, welche auch hinsichtlich des bei der Erziehung zu benützenden besonderen Unterrichtsmaterials, des Unterrichtsganges und der anzuwendenden Erziehungsmethode (Therapie) eine Orientierung bietet, ist ohne eine, auf diese zwei Gruppen separat sich erstreckende psychologische Untersuchung nicht möglich. Die Ergebnisse der Untersuchung machen den Heilpädagogen darauf aufmerksam, daß in der ersten Gruppe die Blindheit viel schwerere Fehler und Mangelhaftigkeiten des Seeleninhaltes zur Folge hat, als in den Fällen der späteren Erblindung. Bei den später Erblindeten verursacht hingegen die Blindheit auf ganz anderen Gebieten des Seelenlebens schwere Fehler und Mangelhaftigkeiten, als bei den früh Erblindeten. Das Unterrichtsmaterial der heilenden Erziehung — da hier vom Korrigieren der Fehler des Seeleninhaltes die Rede ist — ist bei den früh Erblindeten ein ganz anderes, als bei den später Erblindeten. Deshalb muß der Unterrichtsgang der heilenden Erziehung und die anzuwendende Erziehungstherapie diese beiden Gruppen der Blinden berücksichtigen. Aber auch die Erörterung der später Erblindeten in einer separaten Gruppe müssen wir als nötig betrachten, denn der verschiedene Zeitpunkt der Erblindung macht innerhalb dieser Gruppe individuelle Bewertungen viel notwendiger, als in der einheitlichen beurteilbaren ersten Gruppe. Dies gilt besonders dann, wenn die psychologische Prüfung die Fetsstellung des im sehenden Alter erworbenen Seeleninhaltes tendiert.

Die im Interesse der heilenden Erziehung der später Erblindeten aufgestellte psychologische Diagnose wird aber nur dann wirklich verwertbar sein, wenn dieselbe den, im sehenden Alter erworbenen Vorstellungsinhalt je früher nach der erfolgten Erblindung feststellen kann. Wenn ich nämlich weiß, über was für einen umfangreichen Vorstellungsinhalt das später erblindete Kind aus seinem sehenden Alter verfügt, und wenn ich dieses Vorstellungsmaterial auch vom Gesichtspunkte seines Verbleibens im Gedächtnis richtig bewerten kann, dann werde ich auch hinsichtlich jener Frage eine pädagogische Prognose aufstellen können, in welchem Maße das Seelenleben des erblindeten Kindes, auch neben der physischen Blindheit, für das sehende Leben erhalten werden kann und in welchem Maße seine vorhandenen Vorstellungen zur Ergänzung der im blinden Zustande zu erwerbenden Vorstellungen durch Gesichtselemente verwertet werden können.

In der heilenden Erziehung der Blinden stellt nämlich die Erziehung der später Erblindeten den Heilpädagogen vor eine ganz besondere Aufgabe. Es ist wohl wahr, daß das Endziel der heilenden Erziehung im Falle der beiden Hauptgruppen dasselbe ist, nämlich die mögliche Annäherung an den sehenden Zustand. Die Blindgeborenen aber können infolge vollständigen Mangels an Gesichtsvorstellungselementen nur in einer ganz separaten Welt zur Lösung ihrer menschlichen Aufgabe befähigt werden. Nur mit Hilfe eines besonderen Unterrichtsmaterials, eines Lehrganges und einer Methode können sie mit der näheren und ferneren Welt bekannt gemacht werden. Für sie bedeutet die Erkennung einer je größeren Menge von Gegenständen und Handlungen, mit der Verwertung besonderer, an den blinden Zustand angepaßter Vorstellungselemente eine Annäherung an den sehenden Zustand. Ihr Leben kann durch Gesichtsvorstellungselemente, selbst bei zweckmäßig angewandter heilender Erziehung nicht erleuchtet werden; ihre Seele bleibt auch bei sorgfältigster Erziehung — mit einem separat erworbenen charakteristischen Inhalt — stets blind.

Das Hauptziel der heilenden Erziehung der später Erblindeten bildet die Erhaltung des im sehenden Alter erworbenen Vorstellungsinhaltes, zu dem Zwecke, daß die Gesichtselemente dieser Vorstellungsinhalte bei der weiteren Vorstellungserwerbung verwertbar sein und den Geist der später erblindeten Menschen das ganze Leben hindruch erhellen sollen.

Ich erwähnte bereits, daß die verschiedenen Zeitpunkte der Erblindung die einheitlich scheinende Gruppe der später Erblindeten vom Gesichtspunkte der Gesichtselemente, sehr verschiedenwertig machen. Es ist deshalb zweckmäßig, die später Erblindeten in zwei Gruppen zu teilen. In die erste Gruppe gehören jene später Erblindeten, welche in der Entwicklungsperiode des Seelenlebens, im 5.—15. Lebensjahr erblindet sind. In die zweite Gruppe ist es zweckmäßig, jene Blinden einzureihen, welche auf dem Gebiete der Vorstellungsentwicklung einen bereits stabilisierten Wert repräsentieren und darum können wir in diese Gruppe die nach dem 15. Lebensjahre erblindeten Individuen einteilen.

In der ersten Gruppe müssen in Betracht gezogen werden, in welchem Lebensalter die physische Erblindung erfolgte, welche Vorstellungen es waren, die der Erblindete noch im sehenden Alter erwarb und ob die Gesichtselemente dieser Vorstellungen zum Erhalten des sehenden Vorstellens und Denkens geeignet sind, in welchem Maße sie bei der weiteren Vorstellungserwerbung benützt werden können? Bei der Untersuchung dieser Gruppe muß unsere Aufmerksamkeit darauf gerichtet sein, ob sich der Blinde die Gegenstände und Handlungen noch mit sehenden Elementen vorstellt oder aber blindesgemäß? Die Tatsache nämlich, daß sich das nach seinem 5. Lebensjahre erblindete Kind noch an so manches aus seinem sehenden Alter erinnert, bedeutet noch nicht, daß es auch sehend denkt. Die Gesichtselemente vermag es meist in Form von primären individuellen Vorstellungen, angeknüpft an gewisse Gegenstände in Raum und Zeit, zu reproduzieren und die später kennen gelernten Gegenstände stellt es sich evtl. ohne irgendein Gesichtselement in der Art eines Blinden vor. Es ist daher notwendig festzustellen, ob die Gesichtsvorstellungselemente von den individuellen Vorstellungen auf die, im blinden Zustande erworbenen Vorstellungen übertragbar sind, oder ob sie bloß zur Ergänzung des blinden Vorstellens benützt werden können? Eine pädagogische Prognose von diesem Gesichtspunkte aufzustellen ist in solchen Grenzfällen äußerst schwer.

Die Entwicklung der Vorstellungen der in die zweite Gruppe eingereihten später Erblindeten war im sehenden Alter bereits annähernd beendet. Ihre Urteile und Wertungen sind die unmittelbaren Folgen des sehenden Lebens. Diese Gruppe muß zwar physisch für blind gehalten werden, ihr Vorstellen und Denken lehnt sich aber so stark an die Erfahrungen des sehend verbrachten Lebens an, daß sie bei zweckentsprechender heilender Erziehung seelisch nie Blinde sein werden.

Wie gestaltet sich die Verbindung der später Erblindeten mit der Außenwelt?

Scheinbar ist sie gleichwertig mit jener der vor dem 5. Lebensjahr Erblindeten, denn der Verlust des physischen Sehvermögens beschränkt das gelegentliche Wahrnehmen der ferneren Erscheinungen, Handlungen und Gegenstände in eben solchem Maße, wie dies in den Fällen der, in die erste Gruppe gehörigen Blinden beobachtet werden kann. Diese Beschränktheit bezieht sich aber hauptsächlich auf das Wahrnehmen und kann auf die, beim Erkennen und Wiedererkennen vor sich gehende Seelentätigkeit nur in viel geringerem Maße bezogen werden. Vom Gesichtspunkte des Seelenlebens des später erblindeten Menschen sind die gelegentlich erfaßten Gehörs-, Tast-, Geruchs- und Geschmackreize viel wertvoller, als in den ähnlichen Fällen der in die erste Gruppe gehörigen Blinden. Diese Meinung bezieht sich nicht auf das Erfassen des Reizes selbst, sondern auf seinen inneren Inhaltswert, da der Reiz mit seiner Quelle: mit dem den Reiz hervorbringenden Gegenstand, Person, Handlung, oder Erscheinung in solch engem Zusammenhang steht, daß sie für den später erblindeten Menschen nicht bloß den an das Sinnesorgan geknüpften Reiz, sondern auch die Person, den Gegenstand, die Handlung, die Erscheinung bedeutet. Für den, vor dem 5. Lebensjahre erblindeten Menschen bedeutet — besonders im Kindesalter — die Sprache des Menschen, die Stimme der Vögel, daß Rasseln des Wagens, das Poltern des Eisenbahnzuges, das Geläute der Glocken usw., nur einen Hörreiz, mit dem, außer den Hörfaktoren, die Farbe, Form, Bewegung des Schallgebers und die Umgebung nichts gemein hat. Wenn das später erblindete Kind oder aber der Erwachsene die erwähnten Töne wahrnimmt, lebt seine Seelenwelt vereint mit der Erfassung des Schallreizes durch Auffrischung der, im sehenden Alter erworbenen Vorstellungen neu auf; in Verbindung mit der Erkennung des Tones erneuert sich die Farbe, Form des Gegenstandes und die Phantasie bevölkert die Umgebung mit den abwechslungsreichen Gestalten wirklich gesehener Gegenstände. Das Läuten der Glocke wird für den später erblindeten Menschen kein einfacher Schalleindruck sein, sondern es knüpft sich an den tiefen Ton der Glocke mit annähernder Genauigkeit auch die Form und Größe an, in seiner Seele belebt sich die Tatsache des Läutens als Handlung, verbunden mit dem an dem Seil ziehenden Menschen und der sich würdevoll schwingenden Glocke. Die Kirche, der Kirchturm und die umgebenden kleinen oder größeren Häuser, alle tauchen unter den, im sehenden Leben erworbenen Vorstellungen hervor und harren gierig einer Korrektur, welche die Sehenden, als eventuelle Ergänzung, ihnen zur Verfügung stellen.

Bei den, vor dem 5. Lebensjahr Erblindeten stellte ich, im Zusammenhange mit der Erörterung derselben Frage, fest, daß sie z. B. beim Erfassen der, von einer ferneren Schallquelle stammenden Schallreize, nur vom Gesichtspunkte der Aufarbeitung der Qualität des Reizes eine aktive Seelentätigkeit ausüben können, den wesentlichen Zeichen der Schallquelle oder des Tongebers gegenüber sind sie aber, ohne optisches Wahrnehmen zu vollständiger Passivität genötigt. Diese Passivität kann sich nur bei zweckmäßiger heilender Erziehung zu einer Seelentätigkeit entwickeln.

Die später Erblindeten sind imstande, die mittels des Tones wahrgenommen und erkannten Schallquellen, ohne jede besondere heilende Erziehung, zum Gegenstand ihrer Seelentätigkeit zu machen, besonders in solchen Fällen, wo von der Erneuerung der, im sehenden Alter erworbenen Vorstellungen die Rede ist. Auch die blind erworbenen Vorstellungen können durch Gesichtselemente wertvoll ergänzt werden; nachdem der Schall die Aufmerksamkeit erregt hat, nähern sich dann die sehenden Elemente und das einheitliche Bild des erkannten Gegenstandes viel mehr dem in der Seele der Sehenden erscheinenden Bilde, als wenn diese Ergänzung wegen Mangels an Gesichtselementen nicht vorgenommen werden könnte. Hier hat die Heilpädagogik nicht die Aufgabe, die Verbindung des Seelenlebens mit der Außenwelt herzustellen und auszubauen, sondern sie muß als ihr Ziel, die Stärkung und Bewahrung der im sehenden Leben erworbenen Verbindungen betrachten, ferner einen derartigen Ausbau der neu erworbenen Verbindungen, welcher dem sehenden Zustand möglichst nahe kommt.

Hinter der Sprache der später Erblindeten verbergen sich buntschillernde Geistesinhalte von visuellem Wert und dies ist es, was den später erblindeten Menschen (je nach dem Zeitpunkte der Erblindung) zur Welt der Sehenden immer näher und näher bringt, vom Seelenleben der Blinden aber immer mehr und mehr absondert. Der später erblindete Mensch weiß nicht nur, wovon er spricht, sondern ist auch imstande den Inhalt seiner Rede mit normalem Geistesinhalt zu begleiten, ausgenommen jene Dinge, welche er nach seiner Erblindung erkennen mußte.

Haben die Analogien oder die Ersatzvorstellungen eine Bedeutung in der heilenden Erziehung der später Erblindeten?

Die später Erblindeten besitzen vom Licht und von der Finsternis, von den verschiedenen Varietäten des Lichtes, wie auch von den Farben entsprechende Gesichtserinnerungsbilder. Diese Erinnerungsbilder können von den, im sehenden Alter erworbenen Sachvorstellungen auch schon in den Fällen einer, im 8.—9. Lebensjahre eingetretenen Erblindung, abstrahiert werden, während sie bei den in dem 5.—7. Lebensjahre Erblindeten eher mit einzelnen Gegenständen verknüpft erscheinen. Diese unsere letztere Feststellung ist besonders in bezug auf die Farben gültig.

Die erste Aufgabe der heilenden Erziehung der Blinden ist demnach die, daß das später erblindete Individuum hinsichtlich der Rückerinnerung, daher der Vorstellungen des Lichtes und der Farben untersucht werde und festgestellt werde, ob außer des Lichtes und der Finsternis — als Grenzwerten — die verschiedenen Varietäten des Lichtes, wie Sonnenlicht, Schatten, bewölktes, nebliges Wetter, in seiner Seele noch leben; dann ist festzustellen, wie lebhaft er sich an die verschiedenen Farben erinnere, da, wie wir aus den späteren Antworten ersehen werden, die Rückerinnerung an die Farben, resp. die Farbenvorstellungen der Blinden nicht gleichwertig sind, sondern, im allgemeinen, von den Anfangsfarben des Regenbogens stärkere, von seinen Endfarben aber schwächere Erinnerungsspuren zurückbleiben.

Von solchen Varietäten des Lichtes, von solchen Farben, deren im sehenden Alter erworbene Vorstellung verblaßte oder ganz fehlt, kann dem später Erblindeten mit Hilfe von Analogien und Ersatzvorstellungen eine Vorstellung nicht mehr geboten werden. Wenn wir uns dagegen davon überzeugen, daß er von den Varietäten des Lichtes und von den Farben auch nach der Erblindung gut verwertbare Vorstellungen besitzt, können wir ihm mit Hilfe derselben hinsichtlich der Farbe des neu erkannten Gegenstandes oder der verschiedenen Varietäten des Lichtes, mit Benutzung der Erinnerungsbilder des sehenden Alters, eine Vorstellung bieten, welche jener der Sehenden ähnlich ist. Wir müssen den später Erblindeten vom blendenden Sonnenschein, vom Schatten der Gegenstände, von den verschiedenen Lichtstimmungen, vom trüben und vom klaren Wetter, von der Finsternis, von der Farbe der Tiere und der verschiedenen Gegenstände, von der Farbenpracht der Natur, von den Farben der Blumen sprechen und sie werden den Inhalt unserer Rede mittels Neubelebung ihrer Gesichtsvorstellungen der Wirklichkeit näher bringen können, das ihnen Gesagte, wenn auch nicht genau, so doch annähernd treu sich vorstellen können und dies wird ihnen Freude bereiten.

Aber nicht nur die Vorstellungen vom Lichte und von den Farben können bei der Vorstellungsbildungstätigkeit der später Erblindeten mit ausgezeichnetem Erfolg verwertet werden, sondern es kann auch jene ihre Fähigkeit nutzbar gemacht werden, daß sie sich von den Gegenständen großen Umfanges viel eher eine einheitliche Vorstellung bilden können, als die vor dem 5. Lebensjahre Erblindeten. Ihr Seelenleben hat sich — im sehenden Alter — aus den einheitlich erscheinenden Bildern der simultan erfaßten Form, der Proportion, Farbe und Größe aufgebaut. Diese Bilder, oder ein großer Teil derselben verbleiben stets als einheitlich ausgebildete Gesichtsvorstellungen und ihre Fähigkeit, die charakteristischen Faktoren der Gegenstände zu erfassen, wird ihnen auch in ihrem blinden Leben stets eine starke Stütze sein. Bei der weiteren Vorstellungsbildung bedeutet diese Fähigkeit für sie einen solchen Wert, welcher sie, bei der Erwerbung neuer und aber neuer Vorstellungen von der ersten Gruppe der Blinden stets scharf abgrenzt. Dies beweisen jene Fälle, wo sowohl die früh als auch die später Erblindeten einen wahrgenommenen Gegenstand modellieren mußten.

Meine Erfahrung geht dahin, daß, oberhalb einer gewissen Größe, die später Erblindeten viel eher imstande sind das einheitliche Bild des Gegenstandes im Modell zu reproduzieren, als die früher Erblindeten. Diese zusammenfassende Fähigkeit kann, besonders bei der Beschreibung von Gegenständen großen Umfanges mit vorzüglichem Erfolg benutzt werden, denn nach Angabe des richtigen Raumwertes des mittels Betastens erkannten verkleinerten Modells können sie sich die natürliche Größe leicht vorstellen, während die vor dem 5. Lebensjahr Erblindeten nie imstande sind, es sich in derselben Größe vorzustellen.

Auch das verkleinerte Modell haben sie nicht immer nötig, denn z. B. die Beschreibung der Landschaft mit Worten, die Bezeichnung der Proportionen mit den Händen, die Feststellung der Entfernungen können bereits genügen, um von der Umgebung auch auf Grund der in Worten erfolgten Orientierung ein annäherndes Bild zu erhalten.

Die Erkennung und Wiedererkennung der verschiedenen Größen und Flächen bereitet dem später Erblindeten keine Schwierigkeiten, denn die, in seiner Seelenwelt lebenden, verschieden großen Bilder, Gegenstände und Räume dienen ihm stets als Maß zum Erkennen und Vorstellen der Größe und der Ausdehnung des neuen Gegenstandes. Wir müssen wissen, welcher Gegenstand es ist, dessen Größe im Geiste des erblindeten Individuums noch vom sehenden Alter her lebt, und wenn wir diesen mit dem neu zu erkennenden Gegenstande vergleichen, so wird die Originalgröße leicht vorstellbar sein. Ein vorzügliches Hilfsmittel kann auch die Anwendung des Längenmaßes sein, wenn wir wissen, daß er, von seinem sehenden Alter her sich die verschiedenwertigen Längenmaße gleichzeitig vorzustellen imstande ist. Wir müssen auch wissen, was für kleinere und größere Flächenräume in seiner Erinnerung leben und die Vergrößerung oder Verkleinerung dieser Flächen kann ihn zur Erkennung des wirklichen Wertes der neu erkannten Flächen führen.

Die Erkennung der Formen geschieht ebenfalls mit Hilfe der, von den im sehenden Alter erworbenen Vorstellungen abstrahierten Elemente. Wenn wir wissen, an welche Gegenstände der später Erblindete sich erinnert, dann ist nichts leichter, als von diesen Gegenständen die nötigen Formelemente auf die neu wahrgenommenen Gegenstände zu übertragen und so kann, bei Hervorheben der Ähnlichkeiten und Unterschiede, die mittels des Betastens erworbene Vorstellung durch die im sehenden Alter erworbenen Formelemente vervollständigt werden.

Von den verschiedenen Richtungen, Entfernungen besitzen die meisten später Erblindeten nützlich verwertbare Gesichtsvorstellungen. Während sie aber die Entfernungen nach Analogie der, im sehenden Leben erworbenen Distanzvorstellungen leicht genug feststellen und sich vorstellen können, geht die Erkennung der Richtung und die Ausführung von Bewegungen in gewissen Richtungen bei ihnen schwerer von statten, als bei den früh Erblindeten. In dieser Beziehung scheinen sie gegenüber den Blinden der ersten Gruppe benachteiligt zu sein.

Die verschiedenen Bewegungen, Handlungen sind eben solche ausgebildete Werte der Seele der später Erblindeten, wie diejenigen der Sehenden. Die Bewegung des normal gehenden, hinkenden, laufenden Menschen oder Tieres sind sie ebenso imstande sich vorzustellen, wie die Sehenden. Die gemeinsame Bewegung des Wagens, der Pferde und des Kutschers, oder die Bewegung der mit den von Reisenden gefüllten Wagen dahineilenden Lokomotive, das Umherrennen von Menschenmassen, das Bild des brennenden Dorfes usw., all dies sind sie imstande, sich mit Hilfe ihrer im sehenden Alter erworbenen Vorstellungen vorzustellen, während die früh Erblindeten nur durch eine bewußt ausgebaute heilende Erziehung zur Vorstellung dieser Handlungen befähigt werden oder sich niemals auf diesem Gebiete zu dem Werte werden erheben können, welchen der später erblindete Mensch schon von seinem sehenden Alter her mit sich brachte.

Die Erkennung der verschiedenaltrigen Individuen kann ebenfalls mit Hilfe von Ersatzvorstellungen geschehen. Wenn wir wissen, daß das unserer Erziehung anvertraute, später erblindete Individuum, Vorstellungen von Menschen verschiedenen Alters besitzt, dann kann mittels Fixierung dieser aus dem sehenden Alter stammenden Bilder das Vorstellen der später wahrgenommenen verschiedenaltrigen Individuen auch leichter werden. Der größte Teil der später Erblindeten kann sich das frische Gesicht des Säuglings und des jungen Kindes, die stattliche Körperhaltung des Jünglings, die charakteristischen Gesichtszüge des Mannesalters, das runzlige Gesicht und den kraftlosen Gang des Greisenalters gut vorstellen und dieses Vorstellen kann auch durch Beschreibung mit Worten bestärkt werden.

Die den verschiedenen Gefühlszuständen entsprechende Mimik und Ausdrucksbewegung sind ebenfalls wertvolle Überreste des sehend verbrachten Lebens; nach Analogie dieser Ausdrucksform können sie sich, beim gesellschaftlichen Beisammensein, eine Vorstellung darüber bilden, ob der mit ihnen sprechende lächelt oder ein zorniges Gesicht macht. Für die früh Erblindeten bedeuten Lächeln und Zorn hauptsächlich Muskelbewegungen, während vor dem später Erblindeten diese Bewegungen, als Ergänzungsteile des Gesichtsausdrucks, in Form eines wahrhaftigen Erinnerungsbildes erscheinen.

Alle diese sind große Werte im Leben der später Erblindeten, denen sie nicht entsagen dürfen, und unsere Schuldigkeit ist, diese Werte nicht bloß zu retten, sondern dieselben bei Erwerbung neuerer Vorstellungen, als Ersatzvorstellungen zu gebrauchen.

Zur Rechtfertigung des Gesagten werde ich hier, von meinem aufgearbeiteten Untersuchungsmaterial jene Daten aufzählen, welche an solchen blinden Individuen aufgenommen wurden, bei denen seit der Erblindung eine möglichst lange Zeit verflossen ist.

Eine 33jährige blinde Frau, welche in ihrem 5. Lebensjahre erblindete, erteilte auf die an sie gerichtete Fragen folgende Antworten:

1. Können sie sich an ihr sehendes Alter erinnern und wenn ja, an was?

„Jawohl, doch an was? Besonders ans rosenrot, dies gefiel mir sehr. An das Sonnenlicht.“

In dieser Antwort ist bemerkenswert, daß sie sofort nach Aufgabe der Frage von jenem Gebiete ihre Erinnerungsbilder auffrischte, welche sie als größten und unersetzbaren Verlust betrachtet, nämlich aus dem Kreise der Farben und des Lichtes.

2. Können sie sich an die Farben, an farbige Gegenstände erinnern?

„An rosenfarbig, weiß, rot erinnere ich mich gut, ich besaß auch solche Kleider. Weiße Vorhänge. An das übrige erinnere ich mich nur mehr dunkel. Vom Drapp z. B. habe ich gar keinen Begriff. An lila erinnere ich mich nicht, an blau erinnere ich mich nur dunkel. An grün erinnere ich mich nicht. Das schwarze ist, meiner Ansicht nach, etwas nicht gutes, an dieses erinnere ich mich gar nicht.“

3. Können sie sich an die Sonne, den Mond, die Sterne, den Blitz erinnern?

„An den Blitz nicht, an das Feuer ja. Wenn es im Ofen brannte, stieg die Flammensäule so hoch. An die Sterne erinnere ich mich nur unklar, daß ich glänzende Punkte sah. An den Mond erinnere ich mich, er war kipfelförmig. Auch daran erinnere ich mich, daß ich den Mond zu schauen liebte, wie er zu- und abnimmt. Sogar an meinen Schatten erinnere ich mich, wie ich mit ihm spielte.“

4. Hat sich die Erinnerung an Farbe und Licht seit dem Verluste des Sehens verringert?

„Insofern ja, als ich mir jetzt vieles nicht mehr so vorstellen kann, wie ich es gesehen habe. Ich habe beobachtet, daß diese meine Erinnerungen im allgemeinen verblaßten. Nur so oberflächlich bleibt jetzt einiges zurück."

Ein 23jähriges, im 5. Lebensjahre erblindetes Mädchen kann sich nur dunkel an ihr sehendes Alter erinnern: An die Sonne, wenn es sich umwölkt oder aufheitert, erinnert sie sich noch. Von den Farben erinnert sie sich an rot, weiß, schwarz, gelb, blau und rosa, aber nur dunkel, an die übrigen Farben gar nicht. An Mond und Sterne erinnert sie sich nicht. An den Blitz erinnert sie sich nur dunkel. An Feuer und Sonne erinnert sie sich gut. Das Feuer brennt mit roter Flamme, die Sonne scheint stark, leuchtet und hat eine goldgelbe Farbe.

Ein 26jähriges, im 7. Lebensjahre erblindetes Mädchen erinnert sich an die Farben und die farbigen Gegenstände sehr gut, am genauesten erinnert sie sich aber an die rote Farbe, weil sie diese sehr liebte. An Sonne, Mond, Sterne, Blitz, Feuer erinnert sie sich sehr gut.

Sehr bemerkenswert sind jene Antworten, welche ich auf die Frage erhielt, ob sie sich im Spiegel gesehen haben und ob sie sich an dieses Bild erinnern können?

Ein im 5. Lebensjahre erblindetes 23jähriges Mädchen antwortete folgendes:

„Oh ja, daran erinnere ich mich wirklich. Ich erinnere mich z. B. daran, daß wenn ich lachte, mich bewegte, auch dort etwas lachte und sich bewegte. Jenes etwas tat auch so, wie ich. Auch daran erinnere ich mich, wie meine Augen waren. Ich hatte schöne blaue Augen."

Eine im 5. Lebensjahre erblindete 33jährige Frau antwortete auf diese Frage, daß sie sich im Spiegel wohl gesehen habe, aber sich daran nur dunkel erinnere.

Eine im 7. Jahre erblindete 26jährige Frau sagte, daß sie sich im sehenden Alter sehr oft im Spiegel sah und daß sie sich an dieses Bild sehr bestimmt erinnere.

Die auf die Traumbilder bezüglichen Angaben beweisen, daß der sog. blinde Zustand der Seele bei den später Erblindeten nur teilweise eintritt.

Ein im 5. Jahre erblindetes 33jähriges Mädchen träumte ungefähr bis zu ihrem 10. Lebensjahre sehend, jetzt träumt sie aber immer nur blind. Nur im Wachsein ist sie imstande, ihre sehenden Erinnerungsbilder in ihr Gedächtnis zu rufen.

Ein im 7. Jahre erblindetes 26jähriges Mädchen gibt an, ständig sehend zu träumen; im Schlafe sehe sie ganz klar, ihre Träume könne sie aber nicht genau erzählen.

Eine im 9. Jahre erblindete 36jährige Frau begann erst vor 3—4 Jahren blind zu träumen, und wenn sie jetzt träumt, beginnt sie gleich zu tasten; sie träumte z. B. einmal, daß sie in der Schule sehend schrieb, aber auch damals begann sie zu tasten.

Ein im 5. Jahre erblindetes 20jähriges Mädchen, welches auch jetzt lebhafte Lichtempfindung besitzt, gab die interessante Antwort, daß sie im Schlafe ebensoviel sehe, wie im Wachsein.

Eine im 28. Jahre erblindete 40jährige Frau träumt auch seit ihrer Erblindung sehend. Nur ein einzigesmal geschah es, daß sie blind träumte. Am Morgen freut sie sich immer sehr, daß sie gesehen hat, und sie kann die Nacht kaum erwarten, um sehen zu können.

Ein im 28. Jahre erblindeter 42jähriger Mann sagte hinsichtlich seiner Träume folgendes: „Zumeist träume ich sehend, aber die Bilder beziehen sich größtenteils auf mein sehendes Leben. Wenn ich von den, seit meiner Erblindung kennen gelernten Dingen träume, dann ist mein Traum zumeist blind. Manchmal sehe ich aber die betreffenden und zwar so, wie ich sie mir im Wachsein vorstelle. Meine sehenden Träume sind aber sehr oft unklar.“

Diese Angaben scheinen nicht nur zu beweisen, daß sich das sehende Denken und Vorstellen auch im blinden Zustande weiter fortsetzt, sondern sie beweisen auch, daß sich die sehenden Erinnerungsbilder, besonders, wenn wir uns um sie nicht kümmern, leicht abschwächen und daß sie besonders bei den früh Erblindeten nur durch bewußtes Darauflenken der Aufmerksamkeit im Wachsein wachgerufen werden können.

Im erwachsenen Alter sind jedoch die sehenden Erinnerungsbilder bereits so stark, daß sie auch im Falle der Erblindung mit lebendiger Kraft weiterleben und im Schlafe unabhängig von unserem Willen, in den Traumbildern dominieren; die im blinden Zustand erworbenen Bilder stören höchstens ihr klares Erscheinen. Diese Erscheinungen mahnen uns daran, daß wir das Denken und Vorstellen der später Erblindeten mit vollem Eifer für das sehende

Leben zu erhalten bestrebt sein sollen, nicht aber sie in die Welt der Blinden hineinnötigen sollen.

Auch davon wünschte ich mich zu überzeugen, in welchem Zustande die aus dem sehenden Alter stammenden sachlichen Erinnerungsbilder der später Erblindeten erhalten sind, ob sie leicht in die Erinnerung zurückgerufen werden können, ob sie der Wirklichkeit entsprechen und so als Ersatzvorstellungen beim Erwerben von neuen Vorstellungen benutzt werden können?

Die Untersuchungen führte ich teils auf Grund subjektiver Angaben durch, teils bemühte ich mich, mittels einer objektiven Methode jene Erinnerungsbilder zu prüfen, deren reale Formen sie seit ihrer Erblindung noch nicht Gelegenheit hatten selbst mittels Betastens wahrzunehmen.

Zuerst stellte ich die folgende Frage: An welche Gegenstände oder Tiere erinnern sie sich?

Eine im 5. Jahre erblindete 33jährige Frau: „Ich erinnere mich an das Pferd, an alle Möbelstücke, welche in unserem Zimmer waren und ich weiß auch jetzt noch, daß die Möbel glänzten, damals waren die Spiegelmöbel modern. An das Gesicht meiner Eltern kann ich mich nicht genau erinnern, nur daran, daß das Gesicht der Mutter weiß war, an das übrige erinnere ich mich aber nicht.“

Eine im 5. Jahre erblindete 23jährige Frau: „An die Gegenstände erinnere ich mich so im allgemeinen. Ich erinnere mich z. B., wie der Vogel hoch oben fliegt, seine Flügel ausbreitet und langsam hin- und herschlägt. An die Haustiere, an die Kuh, die Katze erinnere ich mich gut. Weder an ein Bild, noch an eine Photographie erinnere ich mich.“

Eine im 7. Jahre erblindete 26jährige Frau: „Ich erinnere mich an alles, ein 7jähriges Kind sieht doch schon alles. An Hund, Katze, Pferd, Kuh und ähnliches erinnere ich mich und kann mir vorstellen, wie sie sind. An die Bilder erinnere ich mich ganz klar. Jetzt kann ich mich aber nicht mehr so genau an alles zurückerinnern, und wenn ich jetzt vielleicht meine Sehkraft wiedererlangen würde, würde mir gewiß alles sehr seltsam vorkommen und ich könnte kaum alles wiedererkennen. An die gesehenen Dinge denke ich oft zurück und dies gelingt mir auch.“

Eine im 9. Jahre erblindete 34jährige Frau: „An die Tiere erinnere ich mich sehr gut, besonders an den Hund, an die Katze erinnere ich mich genau. Ich erinnere mich auch daran, daß als ich klein war, im Dorf ein Kamel gezeigt wurde, daran erinnere ich mich sehr gut. Außerdem erinnere ich mich an einen kleinen Affen, er hatte ein rotes Kleid an, und eine Soldatenkappe mit gelben Knöpfen. An die Mutter erinnere ich mich nicht, an meine Geschwister und an den Vater ja. Alle hatten sie kastanienbraunes Haar und blaue Augen. Auch an meine Photographie erinnere ich mich noch. An die vor langer Zeit gesehenen Bilder kann ich mich auch erinnern. Die Landschaftsbilder zu schauen liebte ich sehr und an diese erinnere ich mich gerne zurück; dies gelingt mir jedoch nicht immer. Ich weiß nicht wieso es kommt, daß wenn ich ein Bild auch ins Gedächtnis zurückrufe, ich es dunkel sehe. Ich denke, mein Auge sei nervös und dies ist die Ursache, daß vor dem Bilde bereits etwas herumhüpft."

Ein im 12. Jahre erblindetes, 18jähriges Mädchen: „An Hund, Katze, Affe, Giraffe, Nilpferd, Löwe und an die anderen Tiere erinnere ich mich sehr gut. An mein letztes Kleid kann ich mich auch gut erinnern, es war rosafarbig. An Photographien, Heiligenbilder, Landschaftsbilder erinnere ich mich sehr gut. Ich sah das Landschaftsbild von Budapest. Auch die Margareten-Brücke habe ich gesehen. Ich habe alles gesehen, was auf dieser Welt ist."

Eine im 12. Jahre erblindete 23jährige Frau: „Was um mich herum war, an alles erinnere ich mich. An Photographien, Heiligenbilder, sogar an die Bilder meiner Verwandten erinnere ich mich."

Eine im 28. Jahre erblindete 40jährige Frau: „An die Gegenstände und Tiere erinnere ich mich gut. Ich war im Tiergarten, an die dort gesehenen Tiere erinnere ich mich auch gut. An Bilder, Photographien erinnere ich mich ebenfalls gut. Alle diese kann ich mir so gut vorstellen, daß ich oft gar nicht glaube, daß ich blind bin. Dies kommt mir erst zum Bewußtsein, wenn ich irgendwo hineinfalle."

Ein im 28. Jahre erblindeter 42jähriger Mann: „An die gesehenen Dinge erinnere ich mich gut zurück. Dinge, die ich nicht gesehen habe, oder Menschen mit mir unbekanntem Gesichte, kann ich mir, nach entsprechender Beschreibung sehend vorstellen. Mein Denken ist immer sehend."

Die aufgezählten Angaben als subjektive Untersuchungsdaten, klären uns nur darüber auf, daß die später Erblindeten die, im sehenden Alter erworbenen visuellen Vorstellungselemente beim Vorstellen der Gegenstände, Erscheinungen und Handlungen zu benutzen bestrebt sind. In je späterem Alter die Erblindung erfolgt, um so eher kann unabhängig vom Willen das Einschalten, resp. Wachrufen der sehenden Vorstellungselemente geschehen. In den Fällen der frühen Erblindung, oder in solchen Fällen, wo seit dem Zeitpunkte der Erblindung ein größerer Zeitraum verflossen ist, vermindert sich die Möglichkeit des vom Willen unabhängigen sehenden Vorstellens, und jene Fälle treten immer mehr in den Vordergrund, wo sie sich nur durch bewußtes Hinlenken der Aufmerksamkeit an das sehende Erinnerungsbild erinnern können.

Die mittels der subjektiven Angaben gesammelten Daten können uns aber keine Antwort auf die Frage geben, in welchem Maße das sehende Vorstellen der später Erblindeten seinen ursprünglichen Wert behalten hat, oder in welchem Maße die Vorstellungselemente durch die im blinden Zustande erworbenen neueren Vorstellungen abgeändert wurden. Besonders jene Klagen sind beachtenswert, welche sich auf die Abschwäschung und die Störungen der sehenden Elemente beziehen und uns warnen, bezüglich des Zustandes und der Benutzung der sehenden Vorstellungselemente der später Erblindeten, ohne objektive Untersuchung, nur auf Grund ihrer Angaben, einen auch auf die Einzelheiten sich beziehenden Standpunkt einzunehmen.

Die Vorstellungen des Lichtes und der Farbe können im Leben der später Erblindeten, zurzeit mittels objektiver Untersuchungsmethoden kaum untersucht werden. Annähernd könnten vielleicht die Resultate der von mir bewerkstelligten Assoziations-Untersuchungen zur Beleuchtung der Frage benutzt werden, derart, daß wir unter den, auf die Reizwörter erhaltenen Antworten besonders die auf die Farben sich beziehenden Elemente, oder unter den, auf die Farben sich beziehenden Antworten die normalen Antworten auswählen, und untersuchen, in welchem Maße diese ausschließlich sehenden Assoziationen den Resultaten der an Sehenden vorgenommenen ähnlichen Untersuchungen nahekommen.

Meine Untersuchungen beweisen, daß in den Assoziationsantworten der später Erblindeten die sehenden Elemente einen annähernd solchen Wert repräsentieren, wie in den Antworten der Sehenden; dies ist aber vor allem auf die sehenden Werte der mechanisch eingeübten Assoziationen zurückzuführen, und es überzeugt uns nicht davon, ob sich das später erblindete Individuum die Veränderungen des Lichtes, die Farben und sonstigen ausschließlich sehenden Elemente dem sehenden Werte entsprechend vorstellt.

Ich mußte daher an die Untersuchung eines solchen Vorstellungsinhaltes denken, welcher vor dem Erblinden in überwiegendem Maße mittels des Sehens entstand und seit der Erblindung möglichst im Ruhezustand verblieb. Da aber den erwähnten Bedingungen z. B. auch die Farben entsprechen, hielt ich es für nötig noch eine dritte Bedingung aufzustellen, und zwar jene, daß ich von dem Werte der Erneuerung des zu untersuchenden Erinnerungsbildes mir auf objektivem Wege Überzeugung verschaffen können soll.

Zu diesem Zwecke fand ich die Untersuchung der sehenden Schrift am geeignetsten, welche in der sehenden Schule in überwiegendem Maße auf visuellem Wege zustandekam. Die sehenden Buchstaben konnten die später erblindeten Individuen seit der Erblindung nicht wahrnehmen und so konnten die von den Buchstaben erworbenen Vorstellungen, als Erinnerungsbilder, seit dem Zeitpunkte der Erblindung sozusagen im Ruhestande, von niemandem gestört, schlummern. Auch darauf war ich bedacht, daß die Erinnerungsbilder der gedruckten Buchstaben anläßlich des Lesens der sog. plastischen lateinischen Buchstaben — in Verbindung mit den arabischen und römischen Zahlen — bereits mehreremal erneuert wurden und sich demnach zur Untersuchung nicht mehr eigneten. Deshalb beschränkte ich mich auf die Untersuchung der geschriebenen Buchstaben.

Zu diesem Zwecke wählte ich mir unter den später Erblindeten jene aus, welche sehend schreiben lernten und bestrebte mich festzustellen, ob die Bilder der im sehenden Alter erworbenen Buchstaben erneuert werden können, auf welche Art sie erneuert werden können und welchen Wert sie repräsentieren?

Bei meinen Untersuchungen benutzte ich die Methode A der Reproduktion und B des Wiedererkennens.

A. Die Reproduktionsmethode halte ich vom Gesichtspunkte der Erneuerung der Vorstellungen für besonders wichtig, weil ich in derselben das motorische Element ausschloß, und so bietet die Methode für das Wachrufen nur eine geringe Unterstützung. Mit der Reproduktionsmethode bestrebte ich mich die Erinnerungsbilder der sehenden Buchstaben auf dreierlei Art zu erneuern, und zwar:

1. auf akustiko-typographischer,

2. auf akustiko-verbaler und

3. auf akustiko-modelliernder Art.

1. Die Untersuchung auf akustiko-typographischem Wege bewerkstelligte ich so, daß ich auf einem Untersuchungsblatt die Buchstaben von der alphabetischen Reihenfolge abweichend, möglichst so aneinanderreihte, daß sie zum gegenseitigen Erwecken ihrer Erinnerungsbilder am allerwenigsten geeignet seien. Z. B.: n, o, i, m, a, h, e, p, d, c, u, j, ü, z, cs, l, g, t, zs, f, ny, b, k, s, v, e, u, y, sz, q, ö, ty, x, gy.

Den Buchstaben sprach ich laut aus und die Vp. mußte, so schnell als möglich mit dem Bleistift, den ihr auf akustischem Wege in Erinnerung gebrachten Buchstaben in sehender Form niederschreiben. Mit dieser Methode zu beginnen ist deshalb zweckmäßig, weil sie das reinste Resultat ergibt, indem das Hören des Buchstaben von der, im sehenden Alter erworbenen Form nichts verrät, sondern bloß zum Hinlenken der Aufmerksamkeit geeignet ist.

2. Auf akustiko-verbale Weise untersuchte ich so, daß nach Aussprechen des Buchstabens die Vp. denselben mit Worten beschreiben mußte.

3. Mit der akustiko-modellierender Methode wurde die Untersuchung so vorgenommen, daß nach Lautierung des Buchstabens die Vp. den betreffenden Buchstaben aus Draht oder anderem Material modellieren mußte.

B. Die Methode des Wiedererkennens bietet der Vp. schon viel mehr Stützpunkte, da sie entweder von der Form des im voraus angefertigten Buchstabens, oder aber von den beim Schreiben angewandten Bewegungen aus die Erinnerung erwecken muß. Die Wiedererkennungsmethode besteht deshalb aus zwei Teilen, und zwar:

1. aus dem Wiedererkennen mit Hilfe der Form,

2. aus dem Wiedererkennen der Buchstaben mittels der Schreibbewegungen.

1. Die Erkennung der Buchstaben mit Hilfe der Form kann auf zweierlei Art geschehen und zwar:

a) auf dem taktilo-optiko-akustischen Wege,

b) auf dem akustiko-optiko-taktilen Wege.

a) Unter der taktilo-optiko-akustischen Untersuchungsmethode verstehe ich folgenden Vorgang: die von Draht oder anderem Material modellierten sehenden Schrift-Buchstaben werden vorerst auf einer Holzplatte befestigt, von der Vp. in der Fläche, dann ihr eingehändigt, im Raume abgetastet, worauf sie den Namen des Buchstabens laut hersagt. In diesem Falle erhalten sie die Buchstabenform fertig und sie müssen bloß die im sehenden Alter erworbene Vorstellung mit der wahrgenommenen Form identifizieren. Das Wahrnehmen muß deshalb zuerst separat in der Fläche, dann im Raume vorgenommen werden, weil wir uns hierdurch eine annähernde Orientierung darüber verschaffen können, in welchem Maße der blinde Zustand die Erkennungstätigkeit des später erblindeten Individuums beeinflußt. Der sehende Mensch nimmt nämlich die Buchstaben stets in einer Fläche wahr und er findet nur selten Gelegenheit dazu, die Buchstaben im Raume plaziert zu sehen. Der blinde Mensch ist an die Wahrnehmung in mehreren Flächen gewöhnt und deshalb paßt sich seine, bei der Erkennung oder Wiedererkennung angewöhnte Wahrnehmungs- und Geistestätigkeit der Wahrnehmung in mehreren Flächen an. Wenn wir also bei der Untersuchung die Erfahrung machen, daß das später erblindete Individuum die in eine Fläche plazierte Buchstabenform leicht und schnell genug erkennt, bietet diese Tatsache bereits eine gewisse Orientierung in der Richtung, daß die Erkennungstätigkeit des betreffenden, später Erblindeten, dem sehenden Zustand näher steht, als wenn er die im Raume plazierten Buchstaben sicherer erkennen würde.

b) Die akustiko-optiko-taktile Methode ist eine solche Untersuchungsart, bei der der Versuchsleiter den Buchstaben ausspricht, mittels des Tones erneuert sich das sehende Bild wieder und die Vp. sucht unter dem, ihm vorgelegten Buchstaben den verlautbarten Buchstaben heraus. Auch in diesem Falle ist es zweckmäßig, das Wahrnehmen in der Fläche und im Raume zu unterscheiden. Bei der Untersuchung muß besonders darauf geachtet werden, daß die Buchstaben in eben solcher Lage in die Hand der Vp. gelangen sollen, wie sie auf dem Papiere aufgeschrieben zu sehen sind.

2. Die Erkennung der sehenden Buchstaben mittels der Schreibbewegung kann auf zweierlei Art geschehen, und zwar:

a) auf motoriko-optiko-akustische und

b) auf akustikomotoriko-optiko-akustische Art.

a) Die motoriko-optiko-akustische Untersuchungsart ist eine solche Methode, bei der ich den rechten Zeigefinger des untersuchten Individuums anfasse und ohne Lautieren den sehenden Schriftbuchstaben auf ein Blatt niederschreibe. In diesem Falle lasse ich das Erinnerungsbild des Buchstabens durch die Bewegung neu aufleben.

b) Die Untersuchung auf akustikomotoriko-optiko-akustische Art nehme ich so vor, daß ich die bei dem Niederschreiben der Schriftbuchstaben nötigen Bewegungen laut vorsage und von diesen vorgesagten Schreibbewegungen muß sich die Vp. an die gesehenen Buchstaben erinnern und den erkannten Buchstaben aussprechen.

Diese Untersuchungen sind sehr langwierig, aber aus meinen bisher gesammelten Daten ersehe ich, daß sie vom Zustande der sehenden Erinnerungsbilder der später Erblindeten eine sehr wertvolle und auch praktisch verwendbare Orientierung bieten.

Bei der Auswahl der zu untersuchenden Individuen muß besonders darauf Rücksicht genommen werden, daß der Zeitpunkt der Erblindung die ersten 2—3 Jahre des Schulbesuches der Kinder sein soll, wo eine stärkere Einübung des sehend erlernten Schreibens und anderer sichtbarer Zeichen noch nicht möglich war. Wichtig ist ferner, daß zwischen Erblindung und Untersuchung ein längerer Zeitraum verstreiche, damit zum Vergessen genügend Zeit sei. Solchen Bedingungen entsprechende Blinde gibt es wenig, so daß ich bisher bloß 12 Individuen untersuchen konnte.

Über das Resultat der so gesammelten Daten will ich bei dieser Gelegenheit nur im allgemeinen berichten, während ich die auf Einzelheiten sich erstreckenden Untersuchungsergebnisse in einer separaten Arbeit bekannt geben möchte.

Bei den Untersuchungen habe ich außer der Reaktionszeit auch die Qualität, die subjektive und objektive Sicherheit der Leistung gemessen. Außerdem habe ich von den Erscheinungen der Erkennung ein separates, detailliertes Protokoll verfertigt.

Die bisherigen Ergebnisse der Untersuchung beweisen bereits, daß die Vorstellung der Buchstaben der sehenden Schrift durch die später Erblindeten auch in den Fällen 10—15jähriger Blindheit schnell und treu genug erinnert werden kann. Bei den mit der Reproduktionsmethode vorgenommenen Untersuchungen machte ich die Erfahrung, daß das Vorstellen der Form, resp. das Erkennen des Buchstabens oder die Reproduktion desselben durch die motorischen Elemente stark unterstützt wird. Wie wertvoll die motorischen Elemente die Erinnerungstätigkeit unterstützen, das beweisen insbesondere jene Erscheinungen, welche ich im Rahmen der sog. Wiedererkennungsmethode bei der taktilo-optiko-akustischen, sowie der akustiko-optiko-taktilen Erkennungsart wahrnahm. Das Wiedererkennen der in die Hand des Kindes gegebenen Drahtbuchstaben war nämlich dann schneller und sicherer, wenn ich beim Wahrnehmen auch Schreibbewegungen gestattete. In diesem Falle führten sie, in der Reihenfolge der Schreibbewegungen ihre Finger über die Drahtbuchstaben hinweg und mittels derartiger Einschaltung des motorischen Elementes erkannten sie die Buchstaben ziemlich schnell. Es ist wohl wahr, daß wir in diesen Fällen nicht bloß an die Rückkehr zu den motorischen Schreibbewegungen denken müssen, sondern wir müssen auch in Betracht ziehen, daß bei der Erkennung des Buchstabens mittels des Betastens, das Tastorgan die größeren Drahtbuchstaben simultan zu erkennen nicht imstande ist, und daß es deshalb auch die zum sukzessiven Wahrnehmen nötigen Bewegungen vollführen muß. Diese Fehlerquelle versuchte ich derart zu eliminieren, daß ich möglichst kleine Buchstaben von Draht anfertigte, deren Größe die Wahrnehmungsbewegungen auf ein Minimum verminderte.

Das schwächste Resultat erreichte ich mit der akustiko-verbalen, akustiko-modellierenden, akustiko-optiko-taktilen Untersuchungsmethode.

Die Untersuchung mit der akustiko-verbalen Methode nahm ich derart vor, daß ich die Buchstaben, bei möglichster Vermeidung der motorischen Elemente, mit Worten beschrieb, resp. die Form der Buchstaben laut hersagte. Da ich in diesen Fällen nur sehr geringe Stützpunkte für die Vorstellung bot, waren auch die Erkennungsergebnisse sehr schwach.

Bei der akustiko-modellierenden Untersuchung habe ich den betreffenden Buchstaben laut ausgesprochen, und sie mußten den Buchstaben modellieren. Das motorische Element ist auch hier fast vollkommen ausgeschaltet. Das Ergebnis dieser Untersuchung ist ziemlich schwach; doch ist dies nicht bloß der Ausschaltung des motorischen Elements, sondern auch der sehr verschiedenen Handgeschicklichkeit der Vpn. zuzuschreiben.

Auf akustiko-optiko-taktilem Wege erreichte ich bereits einen verhältnismäßig günstigeren Erfolg. In diesem Falle mußten sie den, zum ausgesprochenen Laute gehörenden Buchstaben unter mehreren Buchstaben auswählen, was auch ziemlich sicher geschah. Hier fiel die Ausschaltung der motorischen Schreibbewegungen schon schwer, da sie dieselben auch unwillkürlich mit ihren

Fingern ausführten. Die Erkennungszeit wurde durch den Umstand sehr verlängert, daß der lautierte Buchstabe unter mehreren Buchstaben ausgewählt werden mußte und es sich ereignen konnte, daß der fragliche Buchstabe der dritte, vierte oder fünfte unter den wahrgenommenen Buchstaben war.

Das beste Ergebnis erhielt ich bei den auf akustiko-typographischem Wege vorgenommenen Untersuchungen, obwohl das Aussprechen des Lautes für die Wiedererwachung den geringsten Stützpunkt bietet. Nach Aussprechen des Lautes schrieben sie in der kürzesten Reaktionszeit die Buchstaben sicher nieder. Auch dies scheint zu beweisen, daß das motorische Element auch nach der Erblindung länger zurückbleibt als die Form. Diese Tatsache wird auch durch jenen Fall erwiesen, wo ich von einem blinden Individuum verlangte, es möge das „y“ aus der Erinnerung niederschreiben. Sowohl in diesem Falle, wie auch in den meisten ähnlichen Fällen konnte sich der Gefragte an das „y“ nicht erinnern. Ich wollte die Erinnerung des „y“ dadurch erwecken, daß ich es, von den Elementen der sicher und richtig niedergeschriebenen Buchstaben, mittels des Vergleichens, aufzubauen versuchte; ich sagte zufällig, das „y“ sehe so aus, wie das „n“, wenn wir ihm nach untenzu ein „j“ anfügen. Das Kind schrieb auf Grund des Vergleichens das „n“ und „j“ genau nieder, und ich, obwohl ich mein Versehen erkannte, ließ das unrichtig geschriebene „y“ gelten. Ich war aber neugierig, ob es sich nach einem Monat an das, in der Form des kleinen „n“ niedergeschriebenen „y“ noch erinnern werde. Nach vier Wochen diktierte ich die Buchstaben neuerdings, aber in ganz anderer Reihenfolge, so daß es gar nicht wußte, daß ich darauf neugierig bin, wie es das „y“ schreiben werde. Diesen Buchstaben diktierte ich ungefähr in der Mitte der Buchstabenreihe und es ereignete sich der interessante und auch psychologisch wertvolle Fall, daß es nach dem Ertönen des Lautes das „y“ nicht aus dem „n“, sondern so niederzuschreiben begann, wie es geschrieben werden soll, in Form eines „v“; und als es den zweiten, nach oben gehenden Schenkel des „v“ niederschrieb, fiel ihn plötzlich ein, daß ich ihm seinerzeit ein „n“ als Bestandteil des „y“ erwähnte, worauf es mit dem Schreiben aufhörte und das „y“ laut meiner früheren Erläuterung niederschrieb. Ich sagte nichts, setzte die Untersuchung fort, damit es mein eigentliches Ziel nicht erkenne.

Nach Verlauf eines Monats nahm ich die Untersuchung in gleicher Weise wieder vor, bei dieser Gelegenheit schrieb es das

„y“ bereits richtig nieder und keine Spur deutete darauf hin, daß ich ihm einmal die Sache unrichtig erklärte. Als ich es darüber aufklärte, daß es vorigesmal das „y“ so niederschrieb, als wenn es ein „n“ wäre und dessen letzten Schenkel in Form eines „j“ nach unten verlängerte, antwortete es mir, daß ich es später darüber aufklärte, wie es richtig zu schreiben ist. Da ich wußte, daß ich ihm bezüglich des richtigen Niederschreibens des „y“ gar keine Aufklärung erteilte, stand es vor mir klar, daß das richtige Niederschreiben des „y“ durch das, während des Schreibens erneuerte alte motorische Element unterstützt wurde, welches die durch mich in Gang gesetzte unrichtige motorische Bewegung bei der zweiten Untersuchung nur teilweise, später aber ganz unterdrückte.

Die bisherigen Ergebnisse der Schriftuntersuchung zeigen uns nicht bloß, mit welch lebendiger Kraft die sehenden Erinnerungsbilder im Geiste der später Erblindeten wachgerufen werden können, sondern wir können schon jetzt aus den Ergebnissen der im Gange befindlichen Untersuchungen, bezüglich der Schrift, auch die praktische Lehre ableiten, daß die, im sehenden Alter erworbene Schreibfähigkeit auch nach der Erblindung verwertet werden kann, oder mit anderen Worten, daß die sehende Schrift der später Erblindeten durch Einübung und Bewußtmachen der motorischen Elemente nicht bloß in die Erinnerung zurückgerufen, sondern auch für die praktische Tätigkeit gerettet werden kann. Diese Untersuchungen rechtfertigen demnach schon jetzt jenes richtige Bestreben der Typhlopädagogen, daß sie die später Erblindeten an den Gebrauch der sehenden Schrift zu gewöhnen sich bemühen.

Die Formelemente der Buchstaben schwächen sich in viel höherem Grade ab, als die motorischen Bewegungselemente. Dies konnte ich nicht bloß anläßlich der Wiedererkennungsuntersuchungen sehen, sondern auch bei der Reproduktion auf motorischem Wege. Die Formen der Buchstaben sind auch, bei der Stärke der motorischen Elemente, unbestimmt, oft verwischt. Dies hat seinen Grund nicht nur darin, daß sie infolge des Fehlens der Sehkraft nicht imstande sind, den Bleistift richtig zu führen, sondern auch darin, daß die Form des lange Zeit nicht gesehenen Buchstabens nicht mehr so frisch in ihrem Gedächtnisse lebt, daß sie in der Erinnerung durch Erneuerung der Form der Buchstaben, die Richtigkeit der Schreibbewegungen zu kontrollieren imstande wären. Dies konnte ich besonders in solchen Fällen sehen, wo die Erblindung im Zeitraume des Fließendschreibens erfolgte. Auf dieser Stufe verändert sich nämlich schon im sehenden Alter die Grundform des Buchstabens und diese Rückbildung ist nach Eintritt der Erblindung noch deutlicher. In solchen Fällen aber, wo die Blindheit nach Beendigung der ersten oder zweiten Elementarklasse auftrat, wo die motorischen Bewegungselemente noch sehr unentwickelt sind, begegnen wir sehr oft dem vollständigen Ausfall oder dem unrichtigen Niederschreiben der Buchstaben. Diese Tatsachen scheinen zu beweisen, daß beim Einüben der sehenden Schrift der später Erblindeten jene Stufe die günstigste ist, wo sich die motorische Schreibübung auf der Stufe der einzelnen Buchstaben befindet, denn in solchen Fällen kann das Individuum auf das richtige Niederschreiben der Formen der Buchstaben viel mehr Sorgfalt verwenden, als wenn die motorischen Schreibbewegungen auf das Schreiben von ganzen Wörtern eingeübt wären. Auch die Untersuchungen zeigen, daß die Schriftüberreste der 3, 4, 5, 6 Elementarklassen absolvierten, später Erblindeten qualitativ vollkommener sind, als jene der auf der Stufe des Beginnens, oder der fließenden Schrift Erblindeten. Damit will ich nicht sagen, daß es unter den später Erblindeten bei jenen leichter wäre, die sehende Schrift zu fixieren, welche auf der Stufe des Buchstabenschreibens erblindeten, sondern ich halte dieses Resultat vom pädagogischen Gesichtspunkt für wichtig. Dies macht uns nämlich darauf aufmerksam, daß wir bei den später Erblindeten den Unterricht nicht mit der Übung der fließenden Schrift beginnen sollen, sondern, daß wir jene unter den später Erblindeten, welche in ihrem sehenden Alter schon fließend schrieben, auf die Stufe der Buchstabenschrift zurückgeleiten und die Schreibbewegung von der Buchstabenschrift angefangen entwickeln sollen derart, daß die Qualität der niedergeschriebenen Buchstaben mindestens vom Gesichtspunkte der Lesbarkeit von entsprechendem Werte sein soll.

Das Problem des Unterrichtes der sehenden Schrift gehört nicht mehr in den Rahmen dieser Arbeit, aber auch hier möchte ich schon betonen, daß dies, als ein sehr nützlich verwertbares Gebiet der heilenden Erziehung der Blinden, viel mehr Beachtung, als bisher, und sowohl psychologisch, als pädagogisch eine systematische Bearbeitung verdient.

Anhang

Da ich bei der Erörterung der Vorstellungen der später Erblindeten genötigt war, mich auch auf subjektive Untersuchungsergebnisse zu stützen, mußte ich auf irgendeine Art für die Kontrolle der so festgestellten Resultate Sorge tragen. Diese Kontrolle verschaffte ich mir, indem ich jenes blinde Individuum, dessen Angaben ich den größten Wert beimesse, erst nach Niederschrift dieser Arbeit ersuchte, meine Fragen nach bestem Wissen zu beantworten. Diese Art der Kontrolle schien nicht nur deshalb entsprechend, weil sie sich auf die Angaben eines der intelligentesten ungarischen Blinden stützt, sondern auch, weil der erwähnte Mann in seinem 9. Lebensjahre erblindete, zurzeit aber 72 Jahre alt ist und so seit seiner, im Kindesalter erfolgten Erblindung ein so großer Zeitraum verfloß, daß dieser Fall zu den seltensten gezählt werden kann.

Ich richtete die bereits erwähnten 12 Fragen an Johann Molnár, den auch heute noch emsig arbeitenden Direktor der Blinden-Krankenunterstützungs- und Kasinovereins, ohne meine Untersuchungen zu erwähnen. Seine Antwort bringe ich hier wortgetreu, denn so kann kontrolliert werden, daß was ich anläßlich der anderen subjektiven Untersuchungen feststellte, der Wirklichkeit nahe kommt.

Johann Molnár richtete auf die gestellten Fragen folgende Antwort an mich:

„Auf die mir aufgegebenen 12 Fragen trachte ich im folgenden nach meinem besten Wissen zu antworten:

1. Ich wurde am 2. Februar 1855 geboren und verlor meine Sehkraft am 4. Oktober 1864. An mein sehendes Alter erinnere ich mich sehr gut. Ich erinnere mich an den Himmel, den Zug der Wolken, an ihr Auftürmen, an das Gewitter, an das Zucken des Blitzes; an das Fallen des stillen Sommerregens, an den Platzregen; an das Ungewitter, an den Sturm wie er den Staub oder den Schnee aufwirbelt, treibt, jagt, an den Regenbogen, an die in die Ferne ziehenden Wolken und an die durch Wind und Sturm gebeugten Bäume, sogar an ganze Waldteile. Ich erinnere mich ganz gut an die Felder, Wiesen, obwohl ihre einzelnen Blumen bereits verblaßten, aber die blaue Kornblume und die rote Hopfenblume lebt noch lebhaft in meiner Erinnerung. Ich erinnere mich, wie der Wind das Getreidemeer treibt, als ob er mit Füßen auf ihm ginge und ich erinnere mich an die Wassertropfen, welche nach dem Regen an den Blumenkelchen glitzern und an die Lerche, wie sie sich inmitten des Getreides gegen den Himmel emporhebt.

2. Die verschiedenen Gegenstände zeichnen sich in meinem Gedächtnis so ab, als wenn ich sie heute gesehen hätte. Besonders erinnere ich mich an die Haustiere: Katze, Hund, Ochs, Kuh, Kalb usw.; ich erinnere mich klar an den mit weißen Schaum bedeckten Körper des stark angetriebenen Rappen, an das vor oder hinter dem Wagen stürmende mutwillige kleine Füllen und an den besorgten Blick seiner Mutter, wie sie dem weit vorgerannten oder weit zurückgebliebenen Jungen nachblickte. Ich erinnere mich an das Dorf, an die Häuser und Häuserreihen, an das Äußere der Kirche und an die Malerei und Einrichtung in ihrem Inneren, an den Altar, an die auf ihm stehenden brennenden Kerzen, an das Heiligtum, an den Baldachin, an das Castrum doloris, an die Kleider der Geistlichen und der Ministranten, an die nationalfarbige Kirchenfahne, an ihrer Spitze den vergoldeten Pfeil, an die roten Kirchenfahnen, wie sie nach dem Rundgang zurückkehren und sich vor dem Eingang schön verneigen. Mit einem Worte, ich erinnere mich an alles. An die Gärten, wenn die Bäume blühen und das Obst reift, an die Bienen und Wespen, wie sie die Blumen und dann auch das Obst dezimieren

3. An die Farben erinnere ich mich vollständig und bin auch heute noch imstande, ihre eventuelle Gruppierung bei Kleiderstoffen oder Blumen geschmackvoll zu kombinieren. Die sog. Tegetthof-Farbe habe ich nie gesehen und die Lila-Farbe ist in meiner Erinnerung schon verblaßt.

4. An die Sonne erinnere ich mich auch lebhaft, wie sie mit ihrem glühenden Teller die Felder bestrahlt, wie sie aufgeht und ihre Strahlen auf die einzelnen Gegenstände streut, auf die mit Tautropfen beladenen Pflanzen. Ich beobachtete, wie sie auf der Erde oder an der Mauer des Hauses ihre Strahlen langsam immer weiter und weiter ausbreitet und ich erinnere mich sehr gut an die, auf die Feuermauer unseres Pfarrhauses aufgemalte Sonnenuhr, wie der Schatten der Sonne, die Zeit anzeigend, weiter und weiter wanderte, bis er Mittags bei Nummer 12 anlangte. Ich erinnere mich sehr gut an den Mond, wie er mit seinen silbernen Strahlen die Gegend diskret beleuchtet. Nie werde ich den Weihnachtsabend des Jahres 1863 vergessen, als unser ganzes Dorf vom frisch gefallenen Schnee bedeckt war und das wunderbar sanfte Licht des Vollmondes alles beleuchtete. Dies war vielleicht der schönste Anblick meines Lebens und ich ergötzte mich an ihm bis zur Mitternachtsmesse. Auch an die Sterne erinnere ich mich voll-

ständig. Ich staunte sie oft lange an, obwohl ich ihre Namen nicht kannte. Hier und da sah ich einen in weiter Ferne herunterfallen und oft schaute ich auch die schwimmende Wolke, wie sie die Sterne einen nach dem anderen verschlang. Zur Gewitterzeit schaute ich mit kindlichem Grauen das Zucken der Blitze, hier und dort eine ganze Feuersäule. Einen nie vergeßbaren Blitz sah ich einmal in dem Auge meines guten Vaters zucken, als er wegen eines Kinderstreiches in furchtbaren Zorn geriet und mich gründlich durchbleute. Dies waren schreckliche Blitze und auch heute noch, nach 64 Jahren denke ich mit gewissem Schauder daran. Feuer sah ich vielerlei: in der Pfeife meines Vaters, im Ofen, im Backofen, als man zum Brotbacken Feuer machte. Ich sah eine Spiritusbrennerei brennen, wobei furchtbare blaue und rote Flammen aus dem Fenster hervorbrachen und die herumstehenden Leute grell beleuchteten. Ich sah mit einem Grauen, das nie verblassen wird, das Brennen unseres Dorfes, als die beiden Häuserreihen des aus einer breiten Straße bestehenden Dorfes mit ihren Strohdächern auf einmal brannten und sich die furchtbaren Flammen der beiden Häuserreihen in der Mitte der Straße umarmten. Unser Haus war das erstliegende und von hier aus überschaute ich den riesigen Feuerkessel, richtiger die Hölle. Ich erinnere mich noch klar daran, wie die befreiten Rinder, Schweine, Pferde auf der Straße umherrannten, über ihren Köpfen das Flammenmeer. Ich sah aufgeschreckte Eulen, Fledermäuse, Spatzen, Hühner, wie sie in der Luft flogen und wie sie herunterfielen, als eines während der schrecklichen Flucht sich bis zu den Flammen emporhob und die Flügel Feuer fingen und es abstürzte. Ich sah also Feuer und werde es nie vergessen. Die Gefahr war um so schrecklicher, als dies in der Nacht geschah. Oh, ich erinnere mich daran sehr genau.

5. Eigentümlich ist, das obwohl sehr viele verschiedene Bilder, Szenen mir im Gedächtnis blieben, ich mich an das Antlitz meiner Eltern und Geschwister nicht genau erinnern kann. Sie stehen vor mir in Verbindung mit verschiedenen Szenen, ich sehe sie, doch nicht deutlich. Ich habe von ihren Antlitzen eine solche Vorstellung, als wenn man eine alte, verblaßte Photographie betrachtet. Anläßlich der einen oder anderen Episode unseres Familienlebens ist die Vorstellung heller, klarer, aber niemals vollkommen, im Gegensatz zu den anderen Naturbildern, welche vollkommen klar vor mir stehen. So z. B. mein Vetter, wie er auf seinem Vierer-

Eselsgespann bei uns anlangte, am Ende des Dorfes die zwei kämpfenden Stiere, meine kleine Gespielin, mit welcher ich im Friedhof Blumen pflückte, die soeben ausgebrüteten kleinen Enten, wie sie in der großen irdenen Schüssel umherschwimmen und mit ihren winzigen Schnäbelchen schon im Wasser herumsuchen. Vollständig klar erinnere ich mich dagegen an das Antlitz meiner Schwester, als ich meine, infolge eines Schusses vom Lichte beraubten Augen sich noch einmal öffneten und meine Schwester in das verdunkelte Zimmer trat und ihr Antlitz von Freude strahlte, als sie sah, daß noch nicht alles verloren sei. Sehr gut erinnere ich mich an das grünliche(!), mit Güte gemengte strenge Antlitz meines väterlichen Onkels, obwohl ich ihn nur selten sah.

6. Im Spiegel sah ich mich sehr oft, sogar in meinen blank gewichsten bespornten ungarischen Stiefeln. Ich erinnere mich sehr gut an jenes glänzende Miniaturbildchen, denn ich war stolz darauf, wenn mich mein Vater wegen meiner glänzenden Stiefel belobte, besonders, wenn er dies in Gegenwart anderer tat. Das Spiegelglas war der Gegenstand meiner Lieblingsunterhaltung. Ich liebte es, mein Antlitz verzerrt zu schauen und ich unterhielt mich lange damit, daß ich Grimassen schnitt und mein Zerrbild meinem anderen Ich zeigte. An diese Dinge erinnere ich mich so vollkommen zurück, als wenn sie gestern geschehen wären. Stolz trug ich meine Sporen und benützte manchmal Doppelspiegel, um mich an meinen Sporen delektieren zu können.

7. Nach Verlust meiner Sehkraft sind meine Erinnerungen an Farben, Licht und andere mit den Augen gesehene Gegenstände während der vielen Jahrzehnte leider verblaßt, aber diese Verminderung begann erst vor einigen Jahrzehnten, kaum wahrnehmbar. So habe ich das Schreiben vollständig vergessen und heute kann ich kaum noch meinen Namen niederschreiben und an die Formen der einzelnen Buchstaben erinnere ich mich kaum. Auch dieser Verfall erfolgte erst nach vielen Jahren. Die Grundfarben stehen auch heute noch vollkommen klar vor mir, die kombinierten Farben dagegen, wie braun, lila, grau, sind schon verblaßt, an die Tegetthoff-Farbe aber, obwohl ich weiß, daß sie blau ist, kann ich mich nicht erinnern. Ich glaube, sie sieht so aus, wie die Farbe der Kutte der esztergomer Kleriker. An das Licht erinnere ich mich vollständig. An das Licht der Sonne, des Mondes, des Feuers, der Kerze, der Lampe, der Sterne erinnere ich mich gut und klar. Aber auch an den Glanz der Augen einiger Personen kann ich mich

ganz klar erinnern, besonders an die hellblauen und tiefschwarzen Augen. Ich liebte es, besonders in die Augen der Tiere zu schauen und oft sahen wir uns mit meinen feindlich gesinnten Genossen starr in die Augen, auch mit der Katze und mit einigen mächtig scheinenden Exemplaren der heimkehrenden Kuhherde, was mir einmal teuer zu stehen kam. Eine rote Kuh nahm meine Herausforderung an und ging mit blutunterlaufenen Augen auf mich zu und jagte mich in die Flucht.

8. Ob ich sehend oder blind träume, kann ich nicht feststellen, weil ich dies noch nicht beobachtete. Ich fühle im Traume die betreffenden Gegenstände oder Ereignisse gerade so, wie zu jener Zeit, wo ich noch gesehen habe, ich nehme sie auch so zur Kenntnis und reagiere auch so auf sie. Mit zunehmendem Alter kommt es aber immer öfter vor, daß nach meinem Erwachen das Traumbild nur mehr verblaßt erscheint und nach kurzer Zeit ganz verschwindet. Die Traumbilder der aus alter Zeit stammenden Ereignisse oder Dinge sind immer klarer und dauernder. Wenn im Traume solche Bilder erscheinen, welche ich mit meinen Augen nie gesehen habe, dann verknüpfen sie sich mit ähnlichen, von mir gesehenen Bildern. Wenn ich vom Meere träume, steht vor mir jene Überschwemmung, welche ich sah, als der Nyitra-Fluß stark anschwoll, oder die vor den Rädern der Wassermühle schäumenden Wellen, in welche ich, als Kind tollkühn hineinsprang. Wenn ich zufällig vom Brand einer großen Stadt höre, was schon vorkam, dann drängt sich mir das Bild der Gemeinde Chinorán oder der Stadt Zsámbokrét, vielfach vergrößert, auf. Beide sah ich in Wirklichkeit brennen.

9. Ich habe mich niemals bemüht, mich an die einst mit meinen Augen gesehenen Bilder zu erinnern, obwohl einige von ihnen hie und da von selbst vor mir erscheinen, in Verbindung mit irgendeiner Sache. Es ist schon vorgekommen, daß irgendein altes Bild nebelhaft in meiner Erinnerung auftauchte und manchmal beschäftige ich mich auch damit. Manchmal gelingt es auch, das Bild in Verbindung mit irgendeiner ähnlichen Sache mehr oder weniger ins reine zu bringen und langsam mit irgendeinem anderen Bilde oder Ereignisse zu verknüpfen und so erscheint das ganze ziemlich klar. Dies kommt aber selten vor, denn ich habe keine Zeit, mich mit ihnen viel zu beschäftigen. Ein Beispiel: Ich war ungefähr 4 Jahre alt, als ich mit meinen Brüdern in der Nyitra badete und in den Wellen versank. Mein Bruder zog mich aus dem Wasser

und außer dem Schrecken geschah mir nichts. An dieses Bild erinnere ich mich, aber niemals steht es klar vor mir, ob ich mich selbst an das Geschehnis erinnere oder ob es mir nur deshalb so lebhaft vorschwebt, weil im Laufe vieler Jahrzehnte in unserer Familie mehrmals davon gesprochen wurde. Oder aber: Ich mochte ebenfalls 4—5 Jahre alt gewesen sein, als bei uns eine Primiz war. Am mächtigen Hofe des Pfarrgebäudes war für sehr viele Personen gedeckt. Es war ein fröhliches Mahl und ich, als das Söhnchen des Dorflehrers und Kantors, ging von Tisch zu Tisch und die Herren boten mir Wein an. Nur einige Tropfen, denn einem Kinde darf man nicht viel Wein geben. Doch die vielen Tropfen machten zusammen doch viel aus und der kleine Jankó trank sich einen Rausch an. Auch heute, nach 68 Jahren, erinnere ich mich klar daran, wie die Herren sich an mir ergötzten und wie mich endlich meine gute Großmutter aufhob und heimtrug. Ich erinnere mich so gut an das schneeweiße Haar des greisen Pfarrers, an sein runzliges Gesicht und an meinen Vater, wie er sich geschäftig um die Tische bemühte. Es ist aber ungewiß, ob ich mich an das Bild selbst erinnere, oder lebt es in mir nur, weil im Laufe der vielen Jahre von diesem Ereignisse in unserer Familie oft gesprochen wurde und sich dies in mir als ein lebhaftes Bild fixierte.

10. Meine Gehörs- und Tasteindrücke habe ich mit den längst gesehenen sehenden Bildern und Farben niemals verglichen, denn es erscheinen vor mir immer meine mit Augen gesehenen einstigen Bilder, an was immer ich auch denken mag oder was immer ich betaste. Vor mir steht z. B. die Schreibmaschine, auf der ich arbeite. Ihre Holzbestandteile sind poliert, mit welcher Farbe, das ist mir gleichgültig. Vor mir steht irgendein Gegenstand: ein Kasten, ein Tisch, welcher poliert war, und dessen Farbe stelle ich mir vor, ich kümmere mich aber nicht darum, ob dies auch wirklich seine Frabe ist. Als ich meine Schwester an jenem bedeutsamen Tage zuletzt sah, waren an ihrem Kleide Knöpfe von der beiläufigen Größe der Tasten meiner Schreibmaschine. Die Knöpfe waren aus Porzellan und die Einfassung war gelb, von goldgelbem Metall. Ich sehe die Tasten der Schreibmachine so, als wenn sie ebenfalls von Porzellan wären, mit gelber Einfassung. Meinetwegen können aber die Tasten aus Porzellan oder Glas sein. die Einfassung goldgelb oder silberne Galvanisierung, das ist mir alles gleich, ich kümmere mich nicht darum, jedenfalls sind sie gelb, wie der Pakfonglöffel, oder weiß, wie der Silber- oder China-

silberlöffel, welche ich einst noch mit meinen Augen sah. So geht es mir bei allen Gegenständen, sei es ein Kleiderstoff, Wäsche oder sonst etwas.

11. In meinem gegenwärtigen Zustande pflege ich meine sehenden Empfindungen nicht zu beobachten, dieselben entstehen aber oft unwillkürlich. Die Personen beurteile ich nach ihrer Stimme und pflege sie gewöhnlich mit den einst gesehenen Personen zu vergleichen je nachdem, wie ich ihr Benehmen, ihre Manieren und ihr Auftreten mir gegenüber kennen lerne. In solchen Fällen drängt sich mir irgendeine, von mir gesehene Gestalt auf. Wenn z. B. jemand in seinen Manieren, in seinem Auftreten roh, grob, evtl. beleidigend ist, erscheint in meiner Vorstellung das Bild oder richtiger die Gestalt eines meiner Onkeln. Wenn es ein pedanter, strenger, aber sonst gütiger Mensch ist, dann steht einer jener längst gesehenen Menschen vor mir, welche ich einst als solche kannte. Die Gesichter sind schon verblaßt, die Gestalten jedoch nicht. Ebenso ergeht es mir mit den sieben Tagen der Woche. Der Montag, Dienstag, Mittwoch, Donnerstag und Samstag ist mir gleichgültig, nie denke ich daran, sie zu vergleichen und sie fehlen in meiner Vorstellungswelt. Den Sonntag sehe ich dagegen rot, voll Sonnenschein. Dies kommt davon, daß in meiner Kindheit dieser Tag immer ein Ereignis war. Die festlich gekleideten Leute des Dorfes, die reingefegte Gasse, die vielen Umhergehenden, die tönenden Glocken und dazu der sonnige Tag, die am Wege und sonst überallhin verstreuten Strahlen der Sonne, alldies machte auf meine Seele einen solchen Eindruck, daß sie, bei Erwähnung des Sonntages in meiner Phantasie unbedingt emportauchen. Den Freitag stelle ich mir schwarz vor, da er mit dem Tode des Erlösers verknüpft ist. Außerdem ist der Freitag auch Fasttag, an dem sich die Menschen nicht zu unterhalten pflegen. Hierzu kommt noch der Volksglaube, daß der Freitag ein Unglückstag sei, was gleichfalls die Vorstellung der schwarzen Farbe hervorruft. Bezüglich der Stimmen der Tiere, des Geräusches der Maschinen habe ich nichts zu erwähnen. Nur von den Singvögeln erwähne ich, daß ihre Stimmen in mir die gleiche Vorstellung erwecken, wie der Sonntag. Besonders die Stimme der Lerche, des Finken, der Nachtigall ist feierlich und so entsteht in mir die Vorstellung der roten Farbe.

12. Das Sehen der sehenden Menschen kann ich mir nicht anders vorstellen, als es sich andere Menschen vorstellen. Ich

sah das Schauen der Menschen; mit meinen seelischen Augen sehe ich es auch heute noch, mehr kann ich hinsichtlich dieses Punktes nicht vorbringen.

V. Die Bedeutung der analogen Vorstellungen oder Vorstellungsanalogien

Bei der Erörterung der Vorstellungen der Blinden konnten wir sehen, daß wir auch bei dem vollkommensten System der heilenden Erziehung nicht imstande sein werden, gewisse fehlende Gesichtsvorstellungselemente zu ersetzen und ihnen solche Vorstellungen zu bieten, welche der Qualität und dem Werte jener der Sehenden entsprechen. Solche Vorstellungselemente sind das Licht und die Farben, und solche Vorstellungen sind die verschiedenen, im Raume befindlichen Gegenstände, Handlungen und Erscheinungen.

Die gebildeteren Blinden und die sehenden Fachleute befassen sich ziemlich oft mit der Frage, ob die ausschließlich, oder hauptsächlich mittels des Sehens erwerbbaren Vorstellungselemente oder Vorstellungen auch auf irgendeinem anderen Wege den Blinden geboten werden könnten. Das Problem der Analogen- oder Ersatzvorstellungen tauchte zugleich mit diesem Bestreben auf und sein Zweck ist, daß sich auch die Blinden von den fehlenden und ohne Sehen nicht erfaßbaren oder nur sehr schwer erfaßbaren Reizen mit Hilfe entsprechend gewählter Analogien oder Surrogate Vorstellungen von annäherndem Werte verschaffen können sollen.

Von den Analogien kommen hier dreierlei Formen in Betracht, und zwar: 1. das Erklären der Farben mit Hilfe von Hörvorstellungen, Tastvorstellungen, Geschmacks- und Riechvorstellungen; 2. das Bestreben zum Bieten von großdimensionierten Raumvorstellungen und 3. das Bestreben zu einer, nach Analogie der vorhandenen Gesichtsvorstellungen aufgebauten Vorstellungsbildung bei den später Erblindeten.

1. Wie wir gesehen haben, knüpft sich eine ganze Reihe von Experimenten an die Frage, ob es den Blinden möglich ist, sich vom Licht und von den Farben auf irgendeine Art eine annähernde Vorstellung zu verschaffen. Von diesen Versuchen ist besonders unter den Blinden jene Methode verbreitet, daß sie sich annähernde Vorstellungen von den Farben, oder den Wirkungen der Farben,

nach Analogie des psychologischen Zurgeltunggelangens der Gehörs-, Tast-, Geschmacks- und Geruchsvorstellungen verschaffen möchten.

Wenn wir bei der Vorstellungsbildungstätigkeit entweder die Sinnesorgane, oder den Reiz, oder die Reizleitung, oder aber das Zentrum für spezifisch ansehen, in jedem Falle müssen wir die Möglichkeit als ausgeschlossen betrachten, daß wir durch Erfassen und Aufarbeiten von Hör-, Geruchs- oder Tast- usw. Reizen, von den verschiedenen Varietäten des Lichtes und den verschiedenen Wirkungen der Farben uns Kenntnis verschaffen könnten.

Da die Sinnesorgane auf die verschiedensten Reize nach ihrer spezifischen Art reagieren — ohne Rücksicht auf die Stimmung der Nervenbahnen oder des Nervenzentrums — oder angenommen, daß nicht die Gestimmtheit des Sinnesorganes, sondern die der Nervenbahn oder des Nervenzentrums spezifisch ist, auch in diesem Falle müssen wir jenes Bestreben als nutzlos betrachten, welches die Sinnesreize und deren von ihrer ursprünglichen Bestimmung abweichendes Zurgeltunggelangen im Rahmen der heilenden Erziehung der Blinden zu lösen wünscht.

Besonders vorsichtig muß, von diesem Gesichtspunkte, die auf die Gruppierung der Empfindungen sich beziehende Anschauung Piklers beurteilt werden, denn bei der Benutzung der analogen Vorstellungen resp. beim Bieten der Vorstellungsanalogien kann diese Gruppierung eine Quelle vieler vergeblicher und wirrer pädagogischer Versuche werden. Die Tatsache, daß er die Empfindungen des Geschmackes, des Geruches, des Druckes, der Farbe und der Gestalt unter den Bezeichnungen: mild, herb, scharf und roh gruppiert, steht im Gegensatz zu den auch praktisch beweisbaren Theorien der spezifischen Sinnesenergie; aber als eine, die Möglichkeiten der Lösung der Vorstellungsanalogien unterstützende Theorie kann sie besonders auf dem Gebiete der heilenden Erziehung der Blinden die Quelle vergeblicher Versuche sein. In Verbindung mit dem Unterrichte der Chemie stellte auch ich in dieser Richtung Versuche an und bezeichnete die zu den verschiedenen Sinnesorganen gehörenden Reize mit den Piklerschen Benennungen. Einen Erfolg konnte ich natürlich nicht erreichen, denn die Reizwirkung, welche aus den Geschmacks-, Geruchs-, Druck- und Gestaltempfindungen als mild, herb, scharf, roh zur Geltung gelangte, bedeutete nicht Grundempfindungen des Geschmacks, Geruches und Druckes, sondern ermöglichte bloß das Empfinden gewisser Ähnlichkeiten. Ein solcher Versuch bietet für qualitative und quantitative Erkennung, sowie Wiedererkennung des Vorstellungselementes keine Basis und kann deshalb auch die fehlenden nicht ersetzen.

Während des Physikunterrichtes erreichte ich zwar bei den Versuchen mit den Farben irgendeinen scheinbaren Erfolg damit, daß ich die über Lichtempfindung verfügenden Blinden — welche aber eine Farbenempfindung nicht mehr hatten — in ein finsteres Zimmer setzte und, mit Hilfe eines Projektionsapparates, von einer Entfernung, wo die Wärmewirkungen nicht mehr zur Geltung gelangen konnten, volles Licht auf ihre Augen projizierte. Dann legte ich vor oder hinter die Linse des Projektionsapparates abwechselnd verschiedenfarbige Glasplatten, nummerierte die Farben und benannte sie nach den Nummern und trachtete danach, daß die Blinden zwischen den Wirkungen der projizierten Lichter irgendeinen Unterschied entdecken sollen. Beim Experiment benutzte ich das eine Mal das volle Licht, das andere Mal den vollen Lichtmangel als Ausgangspunkt.

Von den die Farben nicht sehenden Blinden konnten mehrere zwischen den nummerierten Lichtwirkungen einen Unterschied machen, besonders in solchen Fällen, wo die Ausgangsbasis voller Lichtmangel war. Die so erweckte Empfindung kann aber bei weitem nicht eine Farbenempfindung genannt werden, sie kann höchstens als ein Unterscheiden der verschieden starken Beleuchtungen qualifiziert werden.

Ähnliche Versuche stellte ich mit einem Selen an. An mir selbst probierte ich jene Eigenschaft des Selens aus, daß es unter der Einwirkung verschieden starken Lichtes den elektrischen Strom in verschiedenem Maße leitet. Auf die, in die Nähe des Brennpunktes der Sammellinse hingelegte und in den Stromkreis eingeschaltete Selenplatte projizierte ich verschiedenfarbige Lichtstrahlen und bei Beobachtung des dazwischengeschalteten Mikrophons fand ich, daß auf die abwechselnd starken Lichtwirkungen Tonunterschiede wahrgenommen werden können. Diese Tonunterschiede hatten aber mit den Wirkungen der, auf die Selenplatte projizierten Farben, als Farbenqualitäten nichts gemein. Damit will ich nicht behaupten, daß wir nie imstande sein werden, den Blinden von den Farben eine annähernde Vorstellung zu bieten, aber mit den, uns heute zur Verfügung stehenden Mitteln — auch die Vorstellungsanalogien inbegriffen — können wir ihnen gar keine Vorstellung der Wirkungen des Lichtes und der Farben bieten.

2. Eine ganz andere Frage ist dagegen, ob der blinde Mensch von den, im Raume befindlichen Gegenständen, wie auch von den Erscheinungen und Handlungen mit Hilfe von Analogien, imstande ist, sich entsprechende und verwertbare Vorstellungen zu verschaffen. Die Anschauung der verschiedenen Faktoren von Größe, Entfernung und Raum geschieht im überwiegenden Maße mittels des Sehens und sie ist bei den Blinden stark beschränkt. Auch das unmittelbare Erkennen bewegt sich in sehr engen Grenzen. Eine Vorstellungsbildungstätigkeit kann aber bei der unvollkommenen und engbegrenzten Raumanschauung, wie sie bei den einer Erziehung nicht teilhaftig gewordenen Blinden ist, nicht zustandekommen. Es ist daher die Anwendung solcher Mittel nötig, mit deren Hilfe die Erweiterung der Raumanschauung ermöglicht wird, so daß der Blinde imstande sei, aus seinem engen Wahrnehmungskreise heraustretend, sich auch von den größeren Werten des Raumes eine Vorstellung zu verschaffen. Diese Frage besprach ich möglichst ausführlich bei der Erörterung der Größe, Richtung, Entfernung usw., mit einem Worte der Vorstellungselemente, und hier möchte ich nur die Aufmerksamkeit darauf lenken, daß wir im Interesse der Verwirklichung der nützlichsten praktischen Zwecke, uns die Anschauung des Raumes nicht in irgendeiner abstrakten Form vorstellen sollen, sondern ich verstehe darunter die Ausbildung eines solchen Sinnes, mit dessen Hilfe auch der Blinde imstande sein wird, vom umgrenzten Raume, vereint mit den in demselben befindlichen Gegenständen und ablaufenden Handlungen, zuerst sich eine, der wirklichen Form entsprechende Vorstellung zu bilden, dann diese seine Vorstellung mit Hilfe seines Geistes bis zur Grenze der Möglichkeit zu vergrößern. Die verkleinerten Modelle verschieden großer geschlossener Räume sind die Mittel, welche die der Wirklichkeit entsprechende sichere Basis zur Anschauung des Raumes liefern und die von diesen kleinen Modellen gebildeten sog. Ersatzvorstellungen sind es, mit deren Hilfe wir die Wirklichkeit in die Seele des Blinden übertragen können; wenn wir dies mit entsprechender pädagogischer Vorbereitung durchführen, wird es nicht mehr schwer sein, mit Hilfe der lebenden Sprache auch das Verfahren der Vergrößerung aus dem Gedächtnisse durchzuführen. Diese seelische Operation ist bei den Blindgeborenen und früh Erblindeten sehr

wertvoll und füllt eine große Lücke aus; sie bedeutet aber auch eine pädagogische Aufgabe, die Planmäßigkeit und Sachkenntnis erfordert. Für die erste Gruppe der Blinden wird nämlich die umgebende große Natur nur dann zur lebenden Wirklichkeit, wenn sie von derselben nicht nur sprechen können, sondern sie sich auch in einer, der Wirklichkeit entsprechenden Form und annähernder Größe vorzustellen imstande sind. Diesen Zwecken dienen die, bei der Erörterung der Vorstellungselemente oder Grundvorstellungen erwähnten Faktoren: die Gehörsreize, die Dauer und Schnelligkeit der Bewegung.

Bei den später Erblindeten können wir uns auf die vorhandenen Raumvorstellungen stützen und nach der Analogie der, diesen natürlichen Formen und Werten entsprechenden Vorstellungen des sehenden Alters können auch die neu erworbenen Vorstellungen aufgebaut werden. Vom Gesichtspunkte der Treue des Vorstellens können verkleinerte Modelle auch bei den später Erblindeten nützlich verwertet werden; bei der Vergrößerung können jedoch statt den Maßeinheiten der Bewegung, der Zeit, und der Schnelligkeit auch größere Entfernungen als Längenmaßeinheiten ebenso verwendet werden, wie bei den Sehenden. Die später Erblindeten können sich nämlich die größeren Distanzen, mit Hilfe ihrer vorhandenen Vorstellungen, besser vorstellen, als die früh Erblindeten, und so können, von diesen Vorstellungen ausgehend, die der Wirklichkeit entsprechenden Distanzeinheiten zum Aufbau der neueren Vorstellungen ohne Schwierigkeit übertragen werden.

3. Bei der Erörterung der Vorstellungen der später Erblindeten erwähnte ich, daß der Zweck der heilenden Erziehung der ist, daß wir die später Erblindeten für das sehende Seelenleben retten. Dies ist nur dann möglich, wenn wir in der Lage sind, ihre neu erworbenen Vorstellungen durch sehende Elemente zu ergänzen. Die sehenden Vorstellungselemente können nur von jenen Vorstellungen abgeleitet werden, welche sie sich im sehenden Alter verschafft haben und welche auch heute noch, nach der Erblindung, mit lebendiger Kraft in ihrer Erinnerung leben. Deshalb ist es bei der heilenden Erziehung der Blinden eine wichtige Frage, wie die im sehenden Alter erworbenen Gesichtsvorstellungselemente zur Ergänzung der sehenden Elemente der neuen Vorstellungen benutzt werden können, oder mit anderen Worten, auf welche Art können nach Analogie der aus dem sehenden Alter verbliebenen Gesichtsvorstellungselemente, die neueren Vorstellungen so wert-

voll ausgebaut werden, daß hiermit das gesteckte Ziel, die Sicherung des sehenden Denkens der später Erblindeten erreicht werde. Über diese Frage sprach ich bei der Erörterung der Vorstellungen der später Erblindeten ausführlicher; bei der auf die Analogien bezüglichen Zusammenfassung betone ich bloß, daß dieses Problem ein vollständig ungelöstes Gebiet sowohl der Psychologie, wie auch der heilenden Erziehung der Blinden ist, und daß es eine Aufgabe der nahen Zukunft sein wird, mit der Lösung dieses Problems ein sehr wertvolles und außerordentlich nützliches Gebiet der heilenden Erziehung der Blinden zu erschließen.

Schlußwort

Diese meine Arbeit betrachte ich im Dienste der heilenden Erziehung der Blinden bloß als einen Anfang. Mein Ziel war nicht, was die bisher erschienenen psychologischen Arbeiten dieser Richtung besonders charakterisiert, der praktischen Pädagogik fernstehende psychologische Ergebnisse bekanntzugeben, sondern ich wollte auf die Unterschiede zwischen den Vorstellungen der Sehenden und der Blinden hinweisen. Diese Unterschiede beweisen, wie ungünstig die Blindheit die Entwicklung und den Inhalt des Seelenlebens qualitativ und quantitativ beeinflußt, und diese Unterschiede machen uns den systematischen Ausbau der heilenden Pädagogik der Blinden zur Aufgabe.

Meine Mühe wird reichlich belohnt sein, wenn ich zu diesem bescheidenen Anfang Fortsetzer finden werde, und wenn es mir gelingt, die heilpädagogische Tendenz der Erziehung und des Unterrichtes der Blinden durch die angeführten Argumente zu stützen.

Nach alldem halte ich es für meine Pflicht, allen jenen Kollegen, welche meine Arbeit in irgendwelcher Beziehung unterstützt haben, an dieser Stelle meinen aufrichtigen Dank auszusprechen.

Literatur

ALBRECHT, W., Kann der Blinde zu genauen Kenntnissen gelangen? *Blfr.* 1907.

ANSALDI, L., Die psychologische Analyse der Zustände des Blinden. 1896.

—, Die Psychologie des blinden L. ANSALDI. *Mat.* 1917.

GERHARDT, A., Dr., Aus den Seelenleben des Blinden. Frankfurt a.M. 1916.

HELLER, S., Psychologische Grundlegung in der Blindenpädagogik. *Ber.* 1885.

HAUPTVOGEL, R., Das Ferngefühl der Blinden. *Blfr.* 1906.

—, Die Farbenidee der Blinden. *Mat.* 1917.

—, Das Gedächtnis der Blinden und .hre Methode Ideen zu bilden. *Mat.* 1917.

WEISSENBURG, R., Aus alter Zeit. Briefe von und an WEISSENBURG. *Blfr.* 1897.

LUSARDI O., Psychologische und methaphysische Erfahrungen rücksichtlich blinder Kinder. Erfurt 1830.

BÜRKLEN, K., Dr. Prof., Blindenpsychologie. Leipzig 1924.

—, Das Wesen der Blindenbildung. Purkersdorf 1910.

—, S. HEINICKES Gespräche mit Blinden. *Blfr.* 1910.

—, Bedeutung der experimentellen Psychologie für die Blindenpädagogik. *Ztschr.* 1916.

—, Die Anwendung der BINET-SIMON-Methode zur Intelligenzprüfung blinder Kinder. *Ztschr.* 1918.

—, Das Gesicht des Blinden. *Ztschr.* 1919.

MÜLLER, G. E., Zur Analyse der Gedächtnistätigkeit. Leipzig 1917.

PIKLER, I., Theorie d. Empfindungsqualität als Abbild d. Reizes. Leipzig 1922.

—, Sinnespsychol. Untersuchungen. Leipzig 1917.

—, Die Stelle d. Bewußtseins in d. Natur. Leipzig 1910.

BAUM, O., Das Leben im Dunkeln. Berlin 1917.

BINDER, E., Die Raumvorstellung der Blinden. In „Eos" Wien 1905.

RENNEFELD, I., Regina. Des Lichtes Melodie. Gedichte.

BRANDSTAETER, A., Seelenleben des Blinden. *Blfr.* 1917.

—, Etwas von den Blinden. *Blfr.* 1905.

BÜCHLER, E., Dr., Intelligenzprüfungen an Blinden. *Ber.* 1913.

CHON, L., Dr., Beiträge zur Blindenpsychologie, *Ztschr. f. ang. Psychologie.* Leipzig 1917.

DIDEROT, D., Lettre sur les aveugles. London 1794.

SCHEHRER, F., Wanderungen eines Blinden. Stuttgart 1874.

KUNZ, M., Blindenpsychologie. Wien 1902.

KUNZ, M., Neue Versuche über das Orientierungsvermögen und das Tastgefühl Blinder, Taubblinder und Sehender. *Ztschr. f. exp. Päd.* Leipzig 1898.
DUFAU, P. A., Essai sur l'état physique, moral et intellectuel des aveugles — nés. Paris 1837.
—, Des aveugles. Paris 1850.
GAEDECKE, F., Handbuch. Berlin 1900.
FISCHER, O., Die Raumvorstellungen der Blinden. Berlin 1907.
KRIEGER, I., Unterricht, Bildung, Schicksal und Psychologie der Blinden. Wien 1923.
KNIE, I., Versuche über den leiblichen, sittlichen und geistigen Zustand der Blindgeborenen. Berlin 1839.
POETSCH, A., Die Farbenvorstellungen der Blinden. *Blfr.* 1889.
VOSS, W., Über Farbenhören. *Blfr.* 1814.
HELLER, TH., Studien zur Blindenpsychologie. Leipzig 1895, 2. Aufl. 1904.
LENK, E., Dr., Über das Traumleben der Blinden. „*Umschau*" 1922.
OPPEL, I., Die Sprache der Blinden. Berlin 1888.
RENNEFELD, O., Regina. Des Lichtes Melodie. Gedichte. Berlin 1912—13.
SCHÄFFER, K. und MAHNER, P., Vergleichende psycho-physiologische Versuche an taubstummen, blinden und normalen Kindern. *Ztschr. f. Psychologie* 38, 1905.
STEINBERG, W. Dr., Der Blinde als Persönlichkeit. *Ztschr. f. ang. Psychologie.* Leipzig 1917.
KORNIS, GY., A lelki élet I—III. 1917—19.
RANSCHBURG, PÁL., A gyermeki elme. Budapest 1908.
—, Az emberi elme. I—III. Budapest 1923.
SZONDI, L., A fogyatékos értelem. Budapest 1925.
SCHNELL, J., A felfogó tipus és a számolási képesség kölcsönös kapcsolata a gyengeelméjüeknél. Magyar Gyógypedagógia 1923.

Abkürzungen:

Organ = Organ der Taubstummen und Blindenanstalten.
Blfr. = Blindenfreund.
Ztschr. = Zeitschrift für das österreichische Blindenwesen.
Hbd. = Handbuch des Blindenwesens.
Mat. = Materialien zur Blindenpsychologie von GERHARDT.
Ber. = Berichte der Blindenlehrerkongresse.

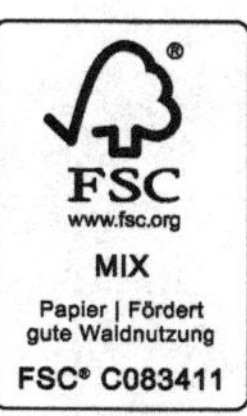

Zeitfracht Medien GmbH
Ferdinand-Jühlke-Straße 7
99095 Erfurt, Deutschland
produktsicherheit@kolibri360.de